Agnes Manka

Gesundheitsökonomische Auswirkungen der DRG-basierten Krankenhausvergütung in Deutschland

Dokument Nr. V134219 aus dem GRIN Verlagsprogramm

Agnes Manka

Gesundheitsökonomische Auswirkungen der DRG-basierten Krankenhausvergütung in Deutschland

GRIN Verlag

Bibliografische Information Der Deutschen Bibliothek: Die Deutsche Bibliothek verzeichnet diese Publikation in der Deutschen Nationalbibliografie; detaillierte bibliografische Daten sind im Internet über http://dnb.ddb.de/ abrufbar.

1. Auflage 2009

http://www.grin.com/
Druck und Bindung: Books on Demand GmbH, Norderstedt Germany
ISBN 978-3-640-42197-8

VWA Göttingen
WS 2008/2009

Gesundheitsökonomische Auswirkungen der DRG-basierten Krankenhausvergütung in Deutschland

Thesis

Bearbeitungszeitraum: 28.02.2009 – 25.04.2009

vorgelegt von:

Agnes Manka
6. Semester Gesundheitsbetriebswirtin

Gliederung

Abkürzungsverzeichnis

Abb.	Abbildung
Abs.	Absatz
Ar-DRG	Australian refined Diagnosis Related Groups
BPflV	Bundespflegesatzverordnung
bzw.	Beziehungsweise
CM	Case Mix
CMI	Case Mix Index
DRG	Diagnosis Related Groups
etc.	et cetera
f.	folgende
ff.	fortfolgende
FPV	Vereinbarung zum Fallpauschalensystem für Krankenhäuser
GmbH	Gesellschaft mit beschränkter Haftung
gGmbH	Gemeinnützige Gesellschaft mit beschränkter Haftung
G-DRG	German Diagnosis Related Groups
i.d.R.	in der Regel
KHEntgG	Krankenhausentgeltgesetz
KHG	Krankenhausfinanzierungsgesetz
MDC	Major Diagnostic Category
Nr.	Nummer
S.	Seite
SGB	Sozialgesetzbuch
Tab.	Tabelle
u.a.	unter anderem
vgl.	vergleiche
www	world wide web
z. B.	zum Beispiel

1 Einleitung und Zielsetzung

Das Gesundheitswesen nimmt in Deutschland einen hohen Stellenwert ein.
Krankenhäuser nehmen darin eine besondere Rolle wahr und stehen durch den zunehmenden Reformdruck auf Grund des medizinisch-technischen Fortschritts und des demographischen Wandels[1] vor wachsenden Problemen.
Trotz aller Maßnahmen zur Kostendämpfung sind die Ausgaben für Krankenhausbehandlungen aufgrund der starren Budgetierung und mangelnder Anreize zur Effizienzsteigerung gestiegen.[2]
Durch die Verpflichtung zur Entwicklung und Umsetzung eines flächendeckenden, leistungsorientierten Vergütungssystems für voll- und teilstationärer Leistungen[3], beabsichtigt der Gesetzgeber die Wirtschaftlichkeit und Transparenz des Gesundheitssystems zu verbessern. Die gesellschaftliche Frage nach der Ethik und die Betonung des Hauptziels des Gesundheitswesens „die Gesundheit der Versicherten zu erhalten, wiederherzustellen oder ihren Gesundheitszustand zu bessern“[4] scheint nicht mit den ökonomischen Ansprüchen vereinbar zu sein. Näher betrachtet stand die Notwendigkeit eines Systemwechsels unter Berücksichtigung des Kostendrucks und der Ressourcenknappheit aber außer Frage. Allerdings verbinden sich mit dieser grundlegenden und schnellen Veränderung viele komplexe und teilweise unbekannte Zusammenhänge.
In dieser Ausarbeitung werden zunächst die DRGs im gesundheitsökonomischen Kontext dargestellt. Die Anforderungen an ein Vergütungssystem, sowie die gesetzlichen Rahmenbedingungen werden erläutert, bevor das bis zur Umstellung der Krankenhausfinanzierung bestehende System erklärt wird.
Daraufhin wird der Prozess und die Problematik der DRG-Einführung in Deutschland beschrieben und ein Überblick über die Grundzüge des DRG-Systems verschafft. Hierbei wird insbesondere das Prinzip des Patientenklassifikationssystems skizziert und die Abrechnungsregeln sowie der Aufbau von DRGs veranschaulicht. Eine kurze Erläuterung des Kalkulationsverfahrens von DRGs führt dann in

---

[1] Vgl. Daumann, F., Okruch, S., Wettbewerb und Gesundheitswesen, Konzeptionen und Felder ordnungsökonomischen Wissens, Budapest 2006, S. 242: Die Bevölkerung in Deutschland schrumpft und befindet sich im raschen Alterungsprozess. Neben einer niedrigen Geburtenrate, erhöht sich die Lebenserwartung. Somit steigt auch der Anteil alter, pflegebedürftiger Menschen.
[2] Vgl. Ahrens, U., Auswirkung der Einführung von Diagnosis Related Groups in Deutschland, 2005, S. 2: durchschnittliche Steigerung seit 1972 um 0,7% pro Jahr.
[3] Vgl. § 17b KHG.
[4] Vgl. § 1 SGB V.

den Hauptteil. Darin werden die unterschiedlichen Auswirkungen des Systemwechsels eingehend untersucht. Neben dem Einfluss auf die Wettbewerbssituation und Handlungsoptionen der Krankenhäuser werden die Auswirkungen auf die Behandlungsqualität analysiert. Die Notwendigkeit zur Entwicklung von Kooperationen wird im darauf folgenden Kapitel aufgegriffen. Anschließen wird die Einführung der DRGs aus pflegerischer Sicht beleuchtet und die besondere Situation von Universitätskliniken und Krankenkassen aufgezeigt.

Abschließend wird im Fazit die Umstellung des Finanzierungssystems kritisch hinterfragt und ein Rückschluss gezogen, sowie ein Ausblick in die Zukunft gewagt.

2 DRGs im gesundheitsökonomischen Kontext

2.1 Anforderungen an ein Vergütungssystem und gesetzlicher Rahmen

Im Rahmen der GKV-Gesundheitsreform 2000 (GKV-GRG 2000)[5] entschied sich der Gesetzgeber für die Einführung eines pauschalierenden Entgeltsystems und gegen die Weiterentwicklung deutscher Fallpauschalen.[6]

Das primäre Ziel eines Vergütungssystems ist es, der bedarfsgerechten Versorgung der Bevölkerung gerecht zu werden und Kosten erbrachter Leistungen sachgerecht darzustellen (den Behandlungsaufwand abzubilden), um eine leistungsgerechte Entlohnung zu sichern.[7] Die Notwendigkeit der Leistungsorientierung geht bereits aus der Krankenhausgesetzgebung hervor.[8] Dieser Kernpunkt setzt eine eindeutige und vergleichbare Definition der erbrachten Leistungen voraus. Die Anforderung an bessere Bedingungen für Krankenhausvergleiche und eine bessere Transparenz des Leistungsgeschehens sollen somit auch realisiert werden.

Darüber hinaus sollen Anreize vorhanden sein, um bei mindestens gleichbleibend

---

[5] Vgl. Freitag, P. M., Qualitätssicherung in der stationären Versorgung, Hamburg 2007, S. 55, vgl. Peters-Alt, J., DRGs aus Sicht der Pflege: Notwendigkeit und Grenzen eines Pflegefaktors, Stuttgart 2005, S. 21: Die Umsetzung der GKV-Gesundheitsreform 2000 erfolgte am 23. April 2002 mit der Einführung des Fallpauschalengesetzes (Gesetz zur Einführung des diagnoseorientierten Fallpauschalensystems für Krankenhäuser).

[6] Vgl. Peters-Alt, J., DRGs aus Sicht der Pflege: Notwendigkeit und Grenzen eines Pflegefaktors, Stuttgart 2005, S. 19: Nur 20 bis 25% aller Krankenhausleistungen wurden über Fallpauschalen und Sonderentgelte abgebildet. So wurden die meisten Leistungen über Abteilungspflegesätze vergütet.

[7] Vgl. Lüngen, M., Möglichkeiten der ergebnisorientierten Vergütung stationärer Krankenhausleistungen in Deutschland, Köln 2001, S. 8.

[8] Vgl. §§4, 17, 17b KHG.

hoher Qualität der Krankenversorgung einen möglichst geringen Ressourcenverbrauch realisieren zu können. Durch zielgerichtete Qualitätssicherungsmaßnahmen sollen fehlsteuernde Faktoren beseitigt und die als zu hoch eingestuften Verweildauern verkürzt werden.[9]

Da bei der Abrechnung im Gegenteil zum alten System die Anwendung unterschiedlicher Abrechnungssysteme entfällt, sollen sich Probleme in diesem Bereich verringern und eine schnellere Rechnungserstellung ermöglichen, um die Liquidität zu verbessern.[10]

Gesetzliche Grundlage der GKV-Gesundheitsreform 2000 ist der §17b des KHG, welcher auch maßgeblich für die am 30. Juni 2000 durch die Vertragsparteien unterzeichnete Vereinbarung über die Einführung eines pauschalierenden Entgeltsystems ist.

Inhaltlich wurde für die Grundstruktur des Vergütungssystems das australische DRG-System (Ar-DRGs) zu Grunde gelegt, welches im Vergleich zum amerikanischen Modell zum einen auf Grund der Weiterentwicklungsmöglichkeit durch die Regierung die Unabhängigkeit von einem kommerziellen Anbieter sicherstellt und zum anderen eine fundierte Schweregradermittlung bietet.[9]

Institutionelle Träger des DRG-Systems hierzulande sind die Selbstverwaltungspartner des Gesundheitswesens: die Deutsche Krankenhausgesellschaft, der Verband der privaten Krankenversicherung und die Spitzenverbände der Krankenkassen. Diese werden durch das Institut für das Entgeltsystem im Krankenhaus (InEK) bei der Weiterentwicklung der DRGs unterstützt, welches sich durch einen Systemzuschlag, der bei jeder voll- und teilstationären Abrechnung zum Tragen kommt finanziert.[11]

---

[9] Vgl. Freitag, P. M., Qualitätssicherung in der stationären Versorgung, Hamburg 2007, S. 55.
[10] Vgl. Peters-Alt, J., DRGs aus Sicht der Pflege: Notwendigkeit und Grenzen eines Pflegefaktors, Stuttgart 2005, S. 19.
[11] Vgl. Freitag, P. M., Qualitätssicherung in der stationären Versorgung, Hamburg 2007, S. 56.

2.2 Skizzierung des bisherigen Vergütungssystems

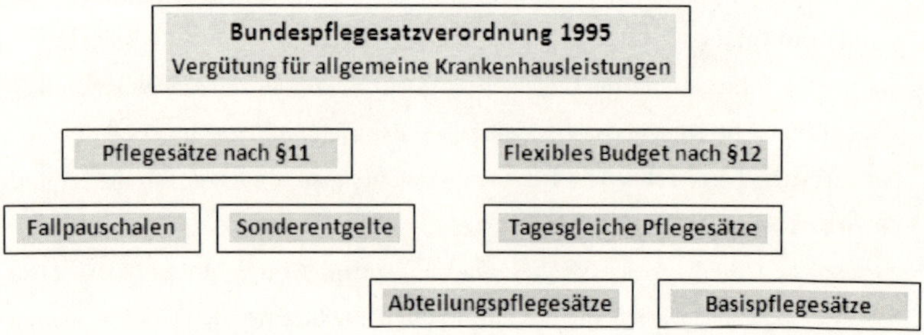

Grundlage für die Vergütung von stationären und teilstationären Leistungen bis 2003 war die 1996 in Kraft getretene Bundespflegesatzverordnung (BPflV).
Im Rahmen von Pflegesatzverhandlungen und unter Berücksichtigung des Grundsatzes der Beitragsstabilität[12] wurde zwischen den Krankenhausträgern und den Landesverbänden der Krankenkassen das Budget für den Pflegesatzzeitraum (ein Kalenderjahr) auf Basis der Sollkosten vereinbart. Die Berechnung erfolgte auf Grundlage der so genannten Leistungs- und Kalkulationsaufstellung (LKA).
Aus dem vereinbarten Budget ergaben sich Fallpauschalen, Sonderentgelte und tagesgleiche Pflegesätze (Basis- und Abteilungspflegesatz).[13] Über den Basispflegesatz wurden alle nicht-medizinischen Kosten, so genannte Hotelleistungen wie z.B. die Unterkunft, Lebensmittel, Verwaltungsleistung, Energie vergütet.[14] Der Basispflegesatz wurde für jeden stationären und teilstationären Tag berechnet und war für alle Abteilungen des Krankenhauses einheitlich. Abteilungspflegesätze hingegen wurden für jede bettenführende Abteilung individuell vereinbart und stellten das Entgelt für die ärztlich pflegerischen Leistungen jeder organisatorisch selbstständigen bettenführenden Abteilung dar.[15] Die Höhe des Erlöses wurde danach bemessen wie viele Tage ein Patient sich im Krankenhaus befand.
Leistungen die nicht über tagesgleiche Pflegesätze abgegolten wurden, fanden sich in den Sonderentgelten und Fallpauschalen wieder. Sonderentgelte bildeten

---

[12] Vgl. § 6 BPflV: Die Steigerung des Krankenhausbudgets ist auf die geschätzte Veränderungsrate aller beitragspflichtigen Einnahmen der Krankenkassenmitglieder pro Mitglied beschränkt.
[13] Vgl. Freitag, P. M., Qualitätssicherung in der stationären Versorgung, Hamburg 2007, S. 77.
[14] Vgl. §13 Abs.3 BPflV.
[15] Vgl. §13 Abs.2 BPflV.

bestimmte Leistungskomplexe wie Operationen, Arzneimittel- oder Laborkosten ab und konnten neben den Pflegesätzen abgerechnet werden.[16] Fallpauschalen vergüteten die gesamten Leistungen eines bestimmten Behandlungsfalls.[17]
Die Berechnung der Bewertungsrelationen für Fallpauschalen und Sonderentgelte erfolgte mit Hilfe von Leistungs- und Kostendaten ausgewählter Krankenhäuser aus dem Jahr 1992.[18] Durch Multiplikation der Punktzahl der Leistung (relatives Verhältnis zwischen den Fallpauschalen) mit dem vereinbarten Punktwert wird die Höhe des Erlöses ermittelt.[19] Für einzelne Krankenhäuser ergaben sich unter bestimmten Voraussetzungen[20] Zu- und Abschläge auf die pauschalierten Entgelte.[19]
Da der größte Teil aller Krankenhausfälle durch tagesgleiche Pflegesätze entgolten wurde, die Entgelthöhe also in direktem Zusammenhang mit der Verweildauer stand, orientierte sich dieses Vergütungssystem vorrangig an den individuellen Kosten und nicht an vergleichbaren Leistungen der Krankenhäuser.
Die Bundespflegesatzverordnung gilt nach der Umstellung des Vergütungssystems weiterhin in psychiatrischen Krankenhäusern bzw. psychiatrischen Fachabteilungen an Krankenhäusern. Die Umsetzung einer DRG-basierten Vergütung wurde hier vorerst auf Grund von stark schwankenden Verweildauern ausgenommen. Auch Leistungen besonderer Einrichtungen können gemäß §17b Abs. 1 Satz 15 KHG aus medizinischen oder strukturellen Gründen nicht sachgerecht über die neuen Fallpauschalen vergütet werden.

2.3 Einführung der DRGs in Deutschland

Am 1. Januar 2003 wurde das DRG-basierte Vergütungssystem in Deutschland eingeführt. Der Umstieg der Krankenhäuser erfolgte zunächst optional. Voraussetzung dafür war, dass sich mindestens 90% der Leistungen über DRGs abrechnen lassen.[21] Etwa 60% der Krankenhäuser hatten sich entschieden das Options-

---

[16] Vgl. §11 Abs.2 BPflV.
[17] Vgl. §11 Abs.1 BPflV.
[18] Vgl. Ahrens, U., Auswirkung der Einführung von Diagnosis Related Groups in Deutschland, 2005, S. 13.
[19] Vgl. Ahrens, U., Auswirkung der Einführung von Diagnosis Related Groups in Deutschland, 2005, S. 14.
[20] Z.B. Maßnahmen zur Qualitätssicherung, Finanzierung von Ausbildungsstätten, besondere bauliche Gegebenheiten in den neuen Bundesländern.
[21] Vgl. § 17b Abs. 4 Satz 5 KHG.

modell zu nutzen, bevor der Umstieg zum 1. Januar 2004 verpflichtend wurde.[22] In diesen ersten 2 Jahren wurde das Vergütungssystem budgetneutral umgesetzt.[23] Das bedeutet, dass krankenhausindividuelle Basisfallraten gelten, die nach wie vor auf der Leistungs- und Kalkulationsaufstellung basieren.

Die Folgejahre der DRG-Einführung werden Konvergenzphase genannt. Zunächst auf 3 Jahre festgesetzt, wurde wegen Bedenken vieler Krankenhäuser der Übergangszeitraum auf 5 Jahre verlängert.[24] In der Konvergenzphase wird der krankenhausindividuelle Basisfallwert und das Erlösbudget stufenweise an den Landesbasisfallwert und das DRG-Erlösvolumen angepasst.[25]

3 Grundzüge des DRG-Systems

3.1 Notation

DRGs werden nach einer einheitlichen Methodik durch einen vierstelligen alphanummerischen Kode dargestellt.

Beispiel: Appendektomie bei Peritonitis mit äußerst schweren oder schweren CC.

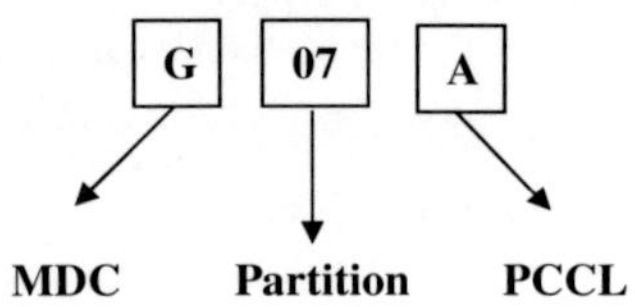

Die MDC (Major Diagnostic Category) steht für eine von 23 Hauptdiagnosegruppen und Fehler-DRGs[26]. Sie wird über eine Nummer dem jeweiligen Kode zugeordnet und weist die DRG so einem bestimmten Körper- und Organsystem oder einer Erkrankungsätiologie zu (hier: MDC Nr. 06 – Kode G – Krankheiten und Störungen der Verdauungsorgane).[27]

---

[22] Vgl. Ahrens, U., Auswirkung der Einführung von Diagnosis Related Groups in Deutschland, 2005, S. 27.

[23] Vgl. § 17b Abs. 4 Satz 1 KHG.

[24] Vgl. Loßin, A., Auswirkungen der Vergütungsform auf Kosten und Qualität der Krankenhausbehandlung, Berlin 2006, S. 59f.

[25] Vgl. §4 Abs. 1 KHEntgG.

[26] Fehler-DRGs erfolgen dann, wenn bestimmte Kriterien in ihrem Zusammenhang untypisch sind. Beispiel: OP passt nicht zur Hauptdiagnose.

[27] Vgl. Freitag, P. M., Qualitätssicherung in der stationären Versorgung, Hamburg 2007, S. 58.

Basis für die MDCs sind Diagnose- und Prozedurhierarchien, die in Partitionen unterteilt werden. Man unterscheidet chirurgische (01 bis 39), sonstige (40 bis 59) und medizinische Partitionen (60 bis 99). Die Zuordnung zu einer dieser Partitionen hängt von der Kodierung einer OR-Prozedur (FZ: Operationssaal-Prozedur, die i.d.R. einen operativen Eingriff definiert) oder NonOR-Prozedur ab.
Das vierte Zeichen der DRG-Bezeichnung, der PCCL (Patient Clinical Complexity Level), beschreibt durch den Ressourcenverbrauch den Schweregrad aller Nebendiagnosen.

A: höchster Ressourcenverbrauch
B: zweithöchster Ressourcenverbrauch
C: dritthöchster Ressourcenverbrauch
...
Z: keine Unterteilung

PCCL 0: keine relative Komplikation oder Begleiterkrankung
PCCL1: leichte Komplikation oder Begleiterkrankung
PCCL2: mittlere Komplikation oder Begleiterkrankung
PCCL3: schwere Komplikation oder Begleiterkrankung
PCCL4: sehr schwere Komplikation oder Begleiterkrankung

3.2 Umgang mit Schweregraden

Die Zuordnung eines Behandlungsfalls orientiert sich hauptsächlich an Hauptdiagnosen, Nebendiagnosen, Alter und Geschlecht und dem Geburtsgewicht bei Neugeborenen.
Die Hauptdiagnose beschreibt den hauptsächlichen Grund für die stationäre Aufnahme, während in der Nebendiagnose Komplikationen und Komorbiditäten (Complications and Comorbidities; CC)[28] zum Ausdruck kommen.[29] Sie können einen Behandlungsverlauf verlängern und nehmen somit auch mehr Ressourcen in Anspruch. Auf Grund dessen ist es besonders wichtig unterschiedliche Schwere-

[28] Während Komplikationen im Verlauf der Behandlung auftreten, liegen Komorbitäten bereits bei der Aufnahme vor.
[29] Vgl. Lüngen, M., Möglichkeiten der ergebnisorientierten Vergütung stationärer Krankenhausleistungen in Deutschland, Köln 2001, S. 11.

grade zu berücksichtigen.
Der Wert von Schweregradstufen (CCL) liegt für operative und neonatologische Behandlungen zwischen 0 und 4 und für medizinische Behandlungen zwischen 0 und 3. Der CCL 0 bedeutet, dass keine Komplikation oder Komorbidität vorliegt, sie bereits in der DRG enthalten ist, eng mit der Hauptdiagnose verbunden ist oder in der Abrechnung an anderer Stelle zum Tragen kommt.[30] Aus diesem Grund werden CCs nur Werte zugewiesen die größer als Null sind.
Die Dokumentation aller Komplikationen und Komorbiditäten ist unerlässlich. Denn auch wenn sie belanglos erscheinen oder keinen unmittelbaren Einfluss auf das Relativgewicht haben, können viele leichte Nebendiagnosen kumuliert zu einer hohen klinischen Komplexitätsstufe führen.[31]
Der kumulierte Effekt der Nebendiagnosen kommt im oben beschriebenen patientenbezogenen Gesamtschweregrad (PCCL) zum Ausdruck.

3.3 Patientenklassifikationssysteme

3.3.1 Einflussgrößen und Kriterien der Patientenklassifikation

Patientenklassifikations- oder Patientenkategorisierungssysteme ermöglichen Krankenhäusern durch die Zuordnung jedes Falls zu Patientenkategorien die Beschreibung ihrer Produkte.[32] Unter den zu deklarierenden Produkten versteht man zum einen Einzelleistungen und zum anderen Behandlungsfälle, die sich aus der Summe der Einzelleistungen für Patienten ergeben. Um diese Behandlungsfälle und ihre Kosten beurteilen und vergleichen zu können wird die Zuordnung zu Fallgruppen vorgenommen. Eine Fallgruppe enthält demnach alle Patientenbehandlungen mit identischen klinischen Problemen und identischen Kosten. So ist jede Fallgruppe genau definiert. Das geschieht mit Hilfe von Kategorisierungskriterien (z.B. Alter, Diagnosen und Prozeduren).[33] Diese Kriterien werden der Patientendokumentation entnommen und unter Anwendung einer geeigneten Soft-

---

[30] Vgl. Institut für das Entgeltsystem im Krankenhaus GmbH (InEK), German Diagnosis Related Groups, Definitionshandbuch Kompaktversion, Version 2008, Siegburg 2007, S. 6.
[31] Vgl. Mühlbauer, B. H., Geisen, R., Herausforderung DRG: Das Krankenhaus zwischen Qualitäts- und Kostenmanagement, Münster 2002, S. 15.
[32] Vgl. Fischer, W., Patientenklassifikationssysteme zur Bildung von Behandlungsfallgruppen im stationären Bereich: Prinzipien und Beispiele, Bern 1997, S. 17.
[33] Vgl. Fischer, W., Patientenklassifikationssysteme zur Bildung von Behandlungsfallgruppen im stationären Bereich: Prinzipien und Beispiele, Bern 1997, S. 27.

ware, dem sogenannten Grouper, automatisch den Behandlungsfällen zugeordnet. Um näher auf die möglichen relevanten Kategorisierungskriterien einzugehen, wird im Folgenden ein exemplarischer Behandlungsablauf betrachtet. Zu Beginn der Behandlung wird eine medizinische Anamnese durchgeführt in welcher der Gesundheitszustand (Ganzkörperstatus) und eine Prognose geschätzt werden können und aus der durch Feststellung des Aufnahmegrundes die akuten Probleme des Patienten ersichtlich werden. Aus diesen Informationen und einem festgelegten Behandlungsziel lässt sich ein Behandlungsplan ableiten, der den Ressourcenbedarf und die damit verbundenen Kosten voraussagt.

Aus diesem Ablauf wird erkenntlich, dass die relevanten Merkmale auf zwei unterschiedlichen Ebenen beschrieben werden können. Zum einen auf der leistungsbedarfsorientierten, klinischen Ebene des Patienten und zum anderen auf der leistungsorientierten ökonomischen Ebene der Behandlung.[34]

PATIENTENMERKMALE	BEHANDLUNGSMERKMALE
Zustand: Gesundheitliche Probleme Gesundungspotential Diagnose Prognose Risiken Chancen Ziele	**Aktionen:** Kosten Ressourcen Prozeduren Verfahren

Tab. 1[35]

Durch die in der Tabelle zusammengefassten Merkmale wird versucht den notwendigen Behandlungsbedarf festzuhalten.

Aus ärztlicher Sicht sind diejenigen Merkmale wesentlich, die das zu behandelnde gesundheitliche Problem und die Behandlung aufzeigen, wie vor Allem die Diagnosen und Verfahren.

Auch die Zuweisung von DRGs erfolgt über diese Parameter. Darüber hinaus ha-

---

[34] Vgl. Fischer, W., Patientenklassifikationssysteme zur Bildung von Behandlungsfallgruppen im stationären Bereich: Prinzipien und Beispiele, Bern 1997, S. 34-36.

[35] Vgl. Fischer, W., Patientenklassifikationssysteme zur Bildung von Behandlungsfallgruppen im stationären Bereich: Prinzipien und Beispiele, Bern 1997, S. 40ff.

ben das Alter, Geschlecht, Aufnahmegewicht[36], Beatmungsstunden oder die Entlassungsart Einfluss auf die Gruppierung. Dabei bestimmen die Hauptdiagnose und die Hauptprozedur die Basis-DRG innerhalb einer Hauptdiagnosegruppe, während Nebendiagnosen, Alter, Gewicht, etc. die spezifisch abrechenbare DRG festlegen.

Zusätzlich zu den oben genannten Parametern könnten neben pflegerischen Kriterien (zu betreuende sekundäre gesundheitliche Probleme des Patienten) auch soziale Aspekte wie die Wohnsituation oder die Verfügbarkeit von sozialen Diensten für den Verlauf der Heilung und somit die Länge des Krankenhausaufenthaltes entscheidend sein, finden aber im DRG-Gruppierungsprozess keine Berücksichtigung.[37]

Der Vollständigkeit halber sind hier noch die mehrdimensionalen Systeme (flexible Modelle in der Rehabilitation, die auf Grund vieler Kombinationsmöglichkeiten eine differenzierte Abbildung der Behandlungsfälle ermöglicht), Scoringsysteme (Kategorisierung anhand von Vorgabezeiten und Kostengewichten), sowie mehrdimensionale Systeme (erlauben eine Mehrfachzuweisung von Kriterien) erwähnt.[38]

3.3.2 ICD-10

Die "Internationale statistische Klassifikation der Krankheiten und verwandter Gesundheitsprobleme, 10. Revision" (ICD-10) ist die bedeutendste und international anerkannteste Diagnosenklassifikation. Herausgegeben durch die WHO (World Health Organisation) bzw. vom DIMDI (Deutsches Institut für Medizinische Dokumentation und Information), dient sie als Grundlage zur Verschlüsselung von Diagnosen in der ambulanten und stationären Versorgung[39] und die weltweit vergleichbare Todesursachenstatistik.[40] Für die Zwecke des pauschalierten Vergütungssystems dient die spezielle Ausgabe ICD-10-GM (German Modifikation). Der ICD-10 ist hierarchisch in 21 Krankheitskapitel, 261 Krankheits-

---

[36] Bis zu einem Lebensjahr relevant.
[37] Vgl. Fischer, W., Patientenklassifikationssysteme zur Bildung von Behandlungsfallgruppen im stationären Bereich: Prinzipien und Beispiele, Bern 1997, S. 40ff.
[38] Vgl. Fischer, W., Patientenklassifikationssysteme zur Bildung von Behandlungsfallgruppen im stationären Bereich: Prinzipien und Beispiele, Bern 1997, S. 397ff.
[39] Vgl. §§ 295 und 301 SGB V.
[40] Vgl. Deutsches Institut für Medizinische Dokumentation und Information, Klassifikationen, Nomenklaturen und Thesauri, http://www.dimdi.de/static/de/klassi/basisinfo-klassi.pdf, Seite 1.

gruppen, 2.037 Krankheitskategorien und 12.161 Subkategorien untergliedert.[41]

Beispiel: Akute Appendizitis mit diffuser Peritonitis

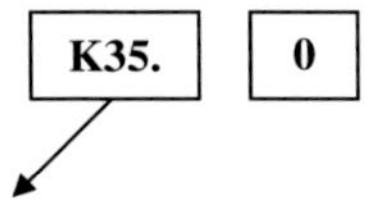

Kapitel 11: K00-K93
(Krankheiten des Verdauungssystems)

Wie aus diesem Bespiel bereits hervorgeht, ist die Notation alphanummerisch aufgebaut. Der Diagnosekode kann durch Zusatzkennzeichen ergänzt werden. Zum einen kann an dritter Stelle die Seitenlokalisation angegeben werden (R, L, B) und an vierter Stelle die Sicherheit der festgestellten Diagnose:[42]

A: ausgeschlossene Diagnose
V: Verdachtsdiagnose
Z: symptomloser Zustand nach betreffender Diagnose
G: gesicherte Diagnose

3.3.3 OPS

Operations- und Prozedurenschlüssel (kurz OPS) werden seit 1994 vom DIMDI herausgegeben. Sie beruhen auf dem „International Classification of Procedures in Medicine", der 1978 von der WHO veröffentlicht wurde und sind maßgeblich für die Qualitätssicherung. Die darin abgebildeten Kodes sind Grundlage für die Abrechnung und müssen an die Krankenkasse weitergeleitet werden.
Etwa 70% der Kodes sind operativ, 15% nichtoperativ therapeutisch, 8% diagnostisch, 4% erfassen die bildgebende Diagnostik und 2% ergänzende Maßnahmen.[43]
Die Notation ist weitestgehend nummerisch und 5-stellig. Die erste Stelle steht für die oben genannten Bereiche (operativ, nichtoperativ therapeutisch, usw.) und

[41] Vgl. Grethler, A., Fachkunde für Kaufleute im Gesundheitswesen, Stuttgart 2006, S. 88.
[42] Vgl. Grethler, A., Fachkunde für Kaufleute im Gesundheitswesen, Stuttgart 2006, S. 90.
[43] Vgl. Deutsches Institut für Medizinische Dokumentation und Information, Operationen- und Prozedurenschlüssel (OPS) Amtliche Fassung Version 2009, http://www.dimdi.de/static/de/klassi/prozeduren/ops301/opshtml2009/fr-ops.htm.

wird durch einen Bindestrich von den Stellen zwei bis vier getrennt, die für die Operation oder die Prozedur stehen. Die fünfte oder auch sechste Stelle der Notation kann alphabetisch sein, ist jedoch häufig nicht besetzt. Restklassen werden durch ein x („sonstige Operationen und Prozeduren“) oder ein y („nicht näher bezeichnet“) gekennzeichnet.[44]

Beispiel: Laparoskopische Appendektomie

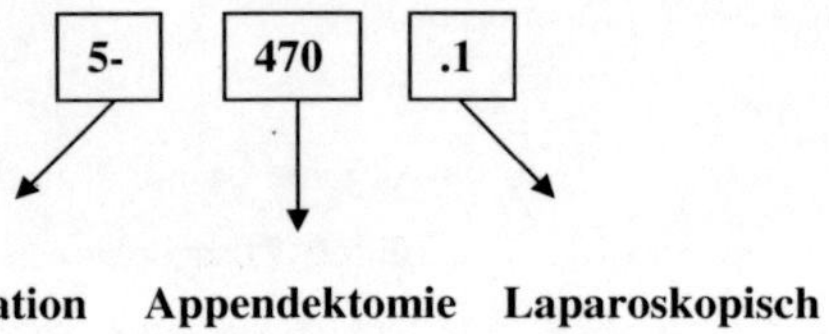

Sowie der ICD-10 zeichnet sich das System durch eine hohe Indexierungsgenauigkeit aus. Der sich daraus ergebende Nachteil ist, dass es sehr viele Klassen gibt und das Ordnungssystem entsprechend unübersichtlich ist.

3.4 DRG-basierte Abrechnung

3.4.1 Methodik der Abrechnung

Maßgebend für die Abrechnung stationärer Leistungen ist die am Aufnahmetag eines Patienten geltende Fallpauschalenvereinbarung.[45] In der Fallpauschalenvereinbarung sind u.a. der Fallpauschalenkatalog, Zusatzentgeltkataloge und die Abrechnungsregeln enthalten. Im Fallpauschalenkatalog werden für jede abrechenbare Fallpauschale folgende Angaben gemacht:[46]

- DRG-Kode, Partition und Bezeichnung
- Bewertungsrelation (bei Erbringung der Leistung durch eine Hauptabteilung und bei Erbringung durch Hauptabteilung und Beleghebamme)
- Mittlere Verweildauer, untere Grenzverweildauer und obere Grenzverweildauer mit Angabe der bei Unter- und Überschreitung der Grenzverweil-

[44] Vgl. Grethler, A., Fachkunde für Kaufleute im Gesundheitswesen, Stuttgart 2006, S. 92.
[45] Vgl. § 1 FPV 2008 und. Freitag, P. M., Qualitätssicherung in der stationären Versorgung, Hamburg 2007, S. 83.
[46] Fallpauschalenkatalog G-DRG-Version 2008.

dauern geltenden Bewertungsrelationen

- Angabe, ob es sich um eine Verlegungsfallpauschale handelt und der Bewertungsrelation für den Abschlag pro Tag bei externer Verlegung
- Angabe, ob die Fallpauschale von der Wiederaufnahmeklausel ausgenommen ist

Die Vergütung ergibt sich durch die Multiplikation der Bewertungsrelation/Relativgewicht[47] mit dem Basisfallwert[48].

Beispiel: G07A Appendektomie bei Peritonitis mit äußerst schweren oder schweren CC oder kleine Eingriffe an Dünn- und Dickdarm ohne äußerst schwere CC, Alter < 3 Jahre.

Bewertungsrelation bei Hauptabteilung = 1,605.

Hypothetischer krankenhausindividueller Basisfallwert = 2.800,00 €.

DRG-Fallerlös: 1,605 x 2.800,00 € = 4.494,00 €.

Zum Vergleich: Die zur Kalkulation der DRG herangezogenen mittleren Kosten (arithmetischer Mittelwert auf Basis Normallieger mit mittlerer Verweildauer von 6,6 Tagen) belaufen sich auf 4.143,62 €. Tabelle 1 gibt Aufschluss über die Zusammensetzung der Kosten.

Kostenbereich	Personalkosten			Sachkosten			Pers.- u. Sachkosten		Summe
	Ärztlicher Dienst	Pflegedienst	med./techn. Dienst	Arzneimittel	Implantate/ Transplantate	Übriger med. Bedarf	med. Infrastruktur	nicht med. Infrastruktur	
Normalstation	326,20 €	934,50 €	51,00 €	50,40 €	- €	86,50 €	149,50 €	501,60 €	**2.099,70 €**
Intensivstation	92,90 €	171,10 €	2,20 €	23,70 €	- €	25,90 €	32,20 €	77,10 €	**425,10 €**
OP-Bereich	248,60 €	- €	179,00 €	6,50 €	0,50 €	127,40 €	89,00 €	151,22 €	**802,22 €**
Anästhesie	182,00 €	- €	128,60 €	18,10 €	- €	45,00 €	23,40 €	57,40 €	**454,50 €**
Kardiologische Diagnostik/Therapie	0,60 €	- €	1,90 €	- €	- €	0,10 €	0,30 €	0,30 €	**3,20 €**
Endoskopische Diagnostik/ Therapie	0,40 €	- €	0,40 €	- €	- €	0,30 €	0,20 €	0,40 €	**1,70 €**
Radiologie	13,30 €	- €	15,80 €	1,80 €	- €	10,60 €	6,50 €	11,30 €	**59,30 €**
Labor	24,10 €	- €	74,80 €	12,30 €	- €	73,60 €	8,20 €	44,20 €	**237,20 €**
Übrige diagnostische und therapeutische Bereiche	20,10 €	0,50 €	20,90 €	0,30 €	- €	4,90 €	2,50 €	11,50 €	**60,70 €**
Summe	**908,20 €**	**1.106,10 €**	**474,60 €**	**113,10 €**	**0,50 €**	**374,30 €**	**311,80 €**	**855,02 €**	**4.143,62 €**

Tab. 2[49]

[47] Der Fall mit den kalkulatorischen Kosten, die exakt den durchschnittlichen Kosten je Fall entsprechen hat die Bewertungsrelation 1.

[48] Preis für die Bewertungsrelation 1.

[49] Vgl. Institut für das Entgeltsystem im Krankenhaus GmbH (InEK), G-DRG Hauptabteilungs-Report-Browser Version 2009, http://www.g-drg.de/cms/index.php/inek_site_de/G-DRG-System_2009/Abschlussbericht_zur_Weiterentwicklung_des_G-DRG-Systems_und_Report-Browser/Report-Browser_2007_2009.

Zusätzlich zu einer Fallpauschale können abgerechnet werden:

- DRG Systemzuschlag zur Finanzierung des InEK und Pflege sowie Weiterentwicklung des neuen Vergütungssystems.[50] Im Jahr 2008 betrug dieser 0,90 €, in 2009 1,08 € pro Fall.[51]
- Zuschlag für stationäre Qualitätssicherung pro vollstationären Fall (2008: 1,31 €).[52]
- Zuschlag zur Finanzierung des Gemeinsamen Bundesausschusses (GBA) und des Instituts für Qualität und Wirtschaftlichkeit im Gesundheitswesen (2008: 0,64 €).[53]
- Bundeseinheitliche Zusatzentgelte nach dem Zusatzentgeltekatalog
- Zuschlag für Ausbildungsstätten und Ausbildungsvergütungen.[54]
- Zuschlag für die Mitaufnahme von Begleitpersonen aus medizinischen Gründen.[55]
- Bundeseinheitliche und krankenhausindividuelle Zusatzentgelte gem. § 5 FPV (für Arzneimittel, Leistungen oder Leistungskomplexe).[56]
- Entgelte für neue Untersuchungs- und Behandlungsmethoden, die noch nicht sachgerecht über DRGs abgebildet werden können.[57]
- Entgelte für nachstationäre Behandlungen, wenn die Summe der belegungstage die obere Grenzverweildauer der DRG nicht übersteigt.[58]
- Entgelte für Wahlleistungen wie Einbettzimmer, Telefon, Fernsehen, wahlärztliche Leistungen („Chefarztbehandlung“). Die Höhe dieser Entgelte wird krankenhausindividuell festgelegt.

Die relative Schwere aller Patienten eines Krankenhauses oder einer Abteilung lässt sich abschließend über den sogenannten Case Mix Index (CMI) ermitteln. Er ergibt sich durch die Division des Casemix (Summe der Relativgewichte aller

---

[50] Vgl. §17b Abs. 5 KHG.
[51] Vgl., Institut für das Entgeltsystem im Krankenhaus GmbH (InEK),DRG-Systemzuschlag für 2008, http://www.g-drg.de/cms/index.php/inek_site_de/Aktuelles/DRG-Systemzuschlag_fuer_2008 und DRG-Systemzuschlag 2009, http://www.g-drg.de/cms/index.php/inek_site_de/Aktuelles/DRG-Systemzuschlag_2009
[52] Vgl. § 137 SGB V in Verbindung mit § 135a SGB V.
[53] Vgl. § 91 SGB V in Verbindung mit §139 SGB V.
[54] Vgl. § 17a KHG.
[55] Vgl. § 17 Abs. 1 KHG.
[56] Vgl. § 17 b Abs. 1 KHG und § 6 Abs. 1 KHEntgG.
[57] Vgl. § 7 Ziff. 6 KHEntgG.
[58] Vgl. § 8 Abs. 2 KHEntgG.

Behandlungsfälle) durch die Gesamtfallzahl.[59] Wird der CMI wiederum mit dem Basisfallwert und der Gesamtfallzahl multipliziert, erhält man als Ergebnis das Budget des Krankenhauses / der Abteilung.
Im Folgenden werden die wichtigsten Abrechnungsregeln erläutert. Regelungen für Fallpauschalen bei bestimmten Transplantationen und Bestimmungen für andere Entgeltarten werden auf Grund des Umfangs nicht behandelt.[60]

3.4.2 Kurz- und Langlieger

Bewegt sich die Verweildauer des Patienten zwischen der oberen und unteren Grenzverweildauer ist der Fallerlös davon völlig unabhängig. Bei der DRG G07A liegt die untere Grenzverweildauer bei 2 Tagen, die obere Grenzverweildauer bei 19 Tagen. Stationäre Aufenthalte in diesem Intervall führen zu einem einheitlichen Erlös (siehe oben). Bei Unterschreiten der unteren Grenzverweildauer bzw. Überschreiten der oberen Grenzverweildauer werden Abschläge bzw. Zuschläge vorgenommen. Dabei sind die pro Tag berechneten Abschläge grundsätzlich höher als die Zuschläge. Die Ab- bzw. Zuschläge pro Tag ergeben sich durch Multiplikation der entsprechenden Bewertungsrelation für Zu- und Abschläge, die im Fallpauschalenkatalog ausgewiesen ist mit dem Basisfallwert und sind dem Fallerlös hinzuzuzählen bzw. davon abzuziehen.[61]

3.4.3 Abschläge bei Verlegungen

Bei Verlegungen von Patienten von einem in ein anderes Krankenhaus rechnen beide eine eigene Fallpauschale ab. Unterschreitet das verlegende Krankenhaus dabei die mittlere Verweildauer der abzurechnenden DRG, muss ein Abschlag auf die Bewertungsrelation vorgenommen werden.[62] Die Höhe des Abschlags wird durch die Multiplikation der Differenz der Tage zur mittleren Verweildauer mit der im Fallpauschalenkatalog ausgewiesenen Bewertungsrelation bei externer Verlegung und dem Basisfallwert ermittelt. Diese Regelung gilt auch für das aufnehmende Krankenhaus, wenn dort die mittlere Verweildauer unterschritten wird.

[59] Vgl. Grethler, A., Fachkunde für Kaufleute im Gesundheitswesen, Stuttgart 2006, S. 101.
[60] Näheres hierzu in §§ 4, 5 FPV.
[61] Vgl. FPV § 1.
[62] Vgl. FPV § 3.

Wenn eine DRG im Fallpauschalenkatalog als Verlegungsfallpauschale ausgewiesen ist, darf sie unter der Voraussetzung dass sie oberhalb der unteren Grenzverweildauer durchgeführt wurde vom verlegenden Krankenhaus in voller Höhe berechnet werden.[62]

3.4.4 Wiederaufnahme in dasselbe Krankenhaus

Wird ein Patient entlassen und in dasselbe Krankenhaus wiederaufgenommen, findet unter bestimmten Umständen eine Fallzusammenführung und Neugruppierung statt. Dabei richtet sich die obere Grenzverweildauer des zusammengeführten Falls nach der Eingruppierung des ersten Falls.[63]
Die Wiederaufnahmeregelung ist dann anzuwenden, wenn der Patient innerhalb der oberen Grenzverweildauer wiederaufgenommen wurde und in die gleiche DRG eingestuft wird wie beim ersten Fall oder die Wiederaufnahme ab dem Aufnahmedatum des ersten Aufenthalts innerhalb von 30 Kalendertagen erfolgt, beide Behandlungen der gleichen Hauptdiagnosegruppe zugeordnet sind und die DRG des ersten Falls eine medizinische oder andere Partition hat, der zweite Fall jedoch aus der operativen Partition stammt.[63] Außerdem greift diese Regelung wenn der Patient auf Grund einer Komplikation, die aus der ersten Behandlung hervorgeht innerhalb der oberen Grenzverweildauer wiederaufgenommen wird.**Fehler! Textmarke nicht definiert.**

3.5 Kalkulationsverfahren

Basisfallwert und Relativgewichte werden in einem kostenorientieren Kalkulationsverfahren ermittelt, das dem Ansatz der Ist-Kostenrechnung auf Vollkostenbasis (alle anfallenden vergangenheitsbezogenen Kosten werden berücksichtigt)[64] gerecht wird. Grundvoraussetzung für eine Vergütung die dem tatsächlichen Ressourcenverbrauch abdeckt ist eine sachgerechte Abbildung der Kosten pro Fall. Auf Grund dessen ist das Kalkulationsverfahren in einem verbindlichen Kalkulationshandbuch dokumentiert. Die einheitliche Anwendung erhöht die Transparenz und ermöglicht eine Vergleichbarkeit unter den Krankenhäusern auf Bundes- und

---

[63] Vgl. FPV § 2.
[64] Vgl. Freitag, P. M., Qualitätssicherung in der stationären Versorgung, Hamburg 2007, S. 168.

Landesebene.[65]

Basis für die Kalkulation der Fallkosten ist die Ermittlung DRG-relevanter Kosten und die Unterscheidung nach Einzelkosten, die eine direkte Zuordnung zum Fall ermöglichen und Gemeinkosten, die nicht direkt zugeordnet werden können (Kostenartenrechnung).

Im Folgenden werden die Kosten je Kostenstelle und Kostenstellengruppen bestimmt (Kostenstellenrechnung) um daraufhin eine verursachungsgerechte Zuordnung der Gemeinkosten unter Zuhilfenahme von individuellen Bezugsgrößen[66] auf die Kostenträger (Behandlungsfälle) zu ermöglichen (Kostenträgerrechnung).[67] Verdichtet auf insgesamt 10 Kostenartengruppen stehen die Daten nun auch für die Übermittlung an die Datenstelle des InEK zur Kalkulation der Relativgewichte zur Verfügung.

4 Auswirkungen von DRGs auf das Gesundheitswesen

4.1 Wettbewerb

4.1.1 Funktionen des Wettbewerbs

Mit der Umstellung des Vergütungssystems beabsichtigt der Gesetzgeber unter anderem auch den Wettbewerb im Gesundheitswesen zu erhöhen. Sowohl Krankenhäuser als auch Krankenkassen sollen durch die Einführung des DRG-Systems wettbewerbsfähiger werden. Um die individuellen Wirkungen des Wettbewerbs zwischen Krankenhäusern zu verdeutlichen, werden im Folgenden die Wettbewerbsfunktionen analysiert.

Eine dieser Funktionen ist die Sicherstellung des individuellen Angebots, orientiert an der Nachfrage.[68] Durch die zunehmende Konkurrenz der Teilnehmer auf dem Markt wächst der Kampf um die Gunst der Patienten. Die Ausrichtung auf deren Bedürfnisse, wie z. B. humane Behandlungsmethoden, Patientenfreundlichkeit oder sozial vertretbare Reichweiten setzt eine höhere Strukturflexibilität voraus. Um zusätzlich den sich ändernden Bevölkerungsstrukturen, dem zunehmen-

---

[65] Vgl. Freitag, P. M., Qualitätssicherung in der stationären Versorgung, Hamburg 2007, S. 71.

[66] Als Bezugsgrößen eignen sich z.B. Pflegetage oder im OP-Bereich die Schnitt-Naht-Zeit.

[67] Vgl. Freitag, P. M., Qualitätssicherung in der stationären Versorgung, Hamburg 2007, S. 73-75.

[68] Vgl. Buchholz, W., Krankenhäuser im Wettbewerb, Mannheim 1983, S. 42ff.

den Innovationsdruck und den erhöhten Anforderungen an die Qualität gerecht zu werden ist eine aktive Produktpolitik von Nöten.

Ein Beispiel für die Orientierung an Kundenbedürfnissen bietet das Universitätsklinikum Schleswig-Holstein:[69] An seinem Lübecker Standort entsteht zurzeit ein Patientenhotel der Kategorie „drei Sterne plus“ für stationäre Patienten die keiner ständigen Aufsicht mehr bedürfen. Erfahrungen aus den Ausland (z.B. Polen) zeigen, dass die angenehme Atmosphäre eines Hotels sehr gern von Patienten in Anspruch genommen wird. Die Vorteile für die Klink zeigen sich z.B. darin, dass die Betten wesentlich günstiger sind, die Fallpauschalen jedoch zur vollen Abrechnung kommen.

Eine weitere Funktion des Wettbewerbs ist die Kostensenkung. Ursachen hierfür können Verbesserungen der Aufbau- und Ablauforganisation sein oder der Krankheit angemessene Patientenverteilungen auf die Krankenhäuser. Im Zusammenhang mit Verträgen zur Integrierten Versorgung kann dies aber auch zu unerwünschten Effekten führen. Da hier auch über die Höhe der Vergütung verhandelt wird, besteht die Gefahr der Entwicklung von Dumpingpreisen, welche nachhaltige Qualitätsrisiken mit sich bringen.[70]

Weiterhin soll erhöhter Wettbewerb zu einer Steigerung der Wohlfahrt für die Patienten führen.[71] Das bedeutet zum einen, dass der Leistungsabnehmer durch Kostensenkungen (z.B. niedrigere Krankenkassenbeiträge) einen monetären und durch die Verbesserung des Leistungsangebots einen qualitativen und quantitativen Vorteil erfährt. Durch diese Funktion werden die Anforderungen an ein humaneres Krankenhauswesen erfüllt.

4.1.2 Grenzen des Wettbewerbs

Wesentliche Voraussetzung für einen funktionierenden Wettbewerb ist das Vorhandensein von Handlungs- und Wahlfreiheiten.[72] Die oben beschriebenen Funktionen des Wettbewerbs können nur dann erfolgreich umgesetzt werden, wenn keine Wettbewerbsbeschränkungen vorliegen.

Wettbewerbsbeschränkende Instrumente können finanzieller, politischer oder in-

---

[69] Vgl. Aldenhoff-Zöllner, 2007, UK S-H baut Patientenhotel am Campus Lübeck, URL: http://idw-online.de/pages/de/news196490.

[70] Vgl. Kölking, H., DRG und Strukturwandel in der Gesundheitswirtschaft, Stuttgart 2007, S. 232.

[71] Vgl. Buchholz, W., Krankenhäuser im Wettbewerb, Mannheim 1983, S. 42ff.

[72] Vgl. Buchholz, W., Krankenhäuser im Wettbewerb, Mannheim 1983, S. 42.

stitutioneller Art sein. Im Krankenhauswesen ist besonders der ordnungspolitische Handlungsrahmen von Bedeutung.[73] Eine große Rolle spielt hierbei der sogenannte „Budgetdeckel“, der für stabile Krankenkassenbeiträge sorgen soll, aber kaum Freiheitsspielräume für Kosten- und Prozesswettbewerb der Krankenhäuser lässt. Maßnahmen die sich unter dem „Budgetdeckel“ durchgesetzt haben, wie die Individuellen Gesundheitsleistungen (IGeL) oder die Bevorzugung von PKV-Patienten[74], nehmen entgegengesetzten Kurs auf ein humaneres Krankenhauswesen und erfüllen nicht die gewünschten Wirkungen. Weitere Determinanten stellen die solidarische Finanzierung, der Kontrahierungszwang mit Plankrankenhäusern und die staatliche Bedarfs- und Investitionsplanung dar.[75]

Darüber hinaus wird der Preiswettbewerb durch das Festpreissystem der pauschalierten Vergütung enorm eingeschränkt. Die Möglichkeit der Mengensteuerung ist auch nur begrenzt vorhanden, da sie von der staatliche Kapazitätsplanung nicht vorgesehen ist.[76]

Auch das Gesetz über die Werbung auf dem Gebiete des Heilwesens (Heilmittelwerbegesetz - HWG)[77], sowie die Musterberufsordnung für die deutschen Ärztinnen und Ärzte (MBO) setzen den Wettbewerbsmöglichkeiten Grenzen.

Es ist außerdem zu berücksichtigen, dass im Gegensatz zum Versicherungsmarkt (freie Kassenwahl seit 1996) und dem Behandlungsmarkt (freie Arztwahl) bisher kein Wettbewerb auf dem Leistungsmarkt stattfand. Durch die Bildung von Verbändekartellen wird den Leistungserbringern und Kostenträgern ein Vergütungs- und Vertragsmonopol eingeräumt, das den Wettbewerb stark schwächt.[78] Das ist auch zu DRG-Zeiten noch der Fall; jedoch ist das Handeln der Einrichtungen des Gesundheitswesens auf dem polypolistischen Markt durch die erhöhte Transparenz zunehmend wirtschaftlichen Zwängen unterworfen.[79]

---

[73] Vgl. Buchholz, W., Krankenhäuser im Wettbewerb, Mannheim 1983, S. 114.

[74] Preispolitik ist durch die vorgegebenen DRGs nur bei Privatpatienten möglich; Pflegesätze nach der BPflV sind nur bedingt beeinflussbar.

[75] Vgl. Kölking, H., DRG und Strukturwandel in der Gesundheitswirtschaft, Stuttgart 2007, S. 265.

[76] Vgl. Arnold, M., Klauber, J., Schellschmidt, H., Krankenhaus-Report 2002, Stuttgart 2003, Seite 52.

[77] Das HWG untersagt diverse Werbemaßnahmen.

[78] Vgl. Ahrens, U., Auswirkung der Einführung von Diagnosis Related Groups in Deutschland, 2005, S. 102.

[79] Vgl. Güntert, B. J., Thiele, G., DRG nach der Konvergenzphase, Heidelberg 2008, S. 79.

4.1.3 Entwicklungen der Krankenhauslandschaft

Von 1991 bis 2007 hat sich der deutsche Krankenhausmarkt deutlich gewandelt. Bei den Gesamtkapazitäten ist ein signifikanter Rückgang zu verzeichnen: Laut Statistischem Bundesamt ist die Anzahl der Krankenhäuser von 2.411 auf 2.087 und die Anzahl der aufgestellten Betten 665.565 auf 506.954 gesunken.[80]
Private Anbieter, insbesondere private Klinikketten wie Rhön, Asklepios oder Helios, haben zu Lasten der öffentlichen Träger Marktanteile erworben: Von 1991 bis 2006 hat die Anzahl der öffentlichen Krankenhäuser um ein Drittel abgenommen und die Anzahl der privaten Kliniken um die Hälfte zugenommen.[81]
Die Umstellung des Vergütungssystems hat den Trend zu geringeren Kapazitäten, Privatisierungen und Konzentrationen gefördert. Anbieter, deren durchschnittliche Fallkosten nicht unter dem landesweiten Basisfallwert liegen, werden besonders in Regionen mit vielen alternativen Anbietern vom Markt verdrängt.

Zu den wettbewerbsintensivierenden Faktoren gehören vor allem

- die sinkende Investitionsmittelbereitstellung durch die öffentliche Hand,
- wenig ausgeprägte Markenidentität bei öffentlichen Einrichtungen,
- die hohe Innovationsrate durch den medizinisch technischen Fortschritt,
- die Beibehaltung der Mindestmengenregelungen und die wachsende Transparenz der medizinischen Leistungsqualität gegenüber Patienten, Einweisern und Kostenträgern.[82]

Durch das neue Vergütungssystem richtet sich der Fallerlös nicht mehr nach der Verweildauer, sondern nach den durchschnittlichen Kosten eines Falls und führt dazu, dass das finanzielle Risiko auf das Krankenhaus übergeht.[83] Werden die gesamten Kosten eines Falls nicht durch den DRG-Erlös gedeckt, entstehen Verluste. So entsteht für Krankenhäuser der Anreiz zur wirtschaftlicheren Leistungserstellung. Denn da die Fallpauschale eine gegebene Größe ist, lässt sich das Er-

[80] Vgl. Statistisches Bundesamt, Grunddaten der Krankenhäuser 2007, Fachserie 12, Reihe 6.1.1, 2007.
[81] Vgl. Güntert, B. J., Thiele, G., DRG nach der Konvergenzphase, Heidelberg 2008, S. 79.
[82] Vgl. Kölking, H., DRG und Strukturwandel in der Gesundheitswirtschaft, Stuttgart 2007, S. 266f.
[83] Vgl. Ahrens, U., Auswirkung der Einführung von Diagnosis Related Groups in Deutschland, 2005, S. 31.

gebnis nur über die Kosten beeinflussen. Welche Wege und Möglichkeiten Krankenhäuser zur Umsetzung dieses und weiterer wettbewerbsstärkender Ziele nutzen, wird im Folgenden erläutert.

4.1.4 Wechsel der Rechtsform

Die Rechtsform von Krankenhäusern ist die Grundlage für die Aufbauorganisation, den Handlungsrahmen und damit verbundene Einwirkungsmöglichkeiten des Trägers, die Möglichkeiten der Finanzierung, sowie das Krankenhausmanagement.[84] Hinsichtlich der Rechtsform unterscheidet man zwischen öffentlich rechtlichen Krankenhäusern (Regiebetriebe, Eigenbetriebe, Anstalten des öffentlichen Rechts und Stiftungen des öffentlichen Rechts), freigemeinnützigen und privatrechtlichen Krankenhäusern (Kapitalgesellschaften, Kommanditgesellschaften und Personengesellschaften).

Im Gegensatz zu den privatrechtlichen Rechtsformen haben öffentlich rechtliche Einrichtungen eine starke Einwirkungsbefugnis, sind aber andererseits dadurch gekennzeichnet, dass die Finanzierungsentscheidungen weitestgehend an den Träger gebunden sind. Für öffentlich rechtliche Krankenhäuser liegt in der Möglichkeit des Rechtsformwechsels die Chance zur Dispositionsfreiheit, Unabhängigkeit von der öffentlichen Haushaltswirtschaft und des Wachstums (Kooperationen, neue Versorgungsformen), welche wichtige Voraussetzungen für die Wettbewerbsfähigkeit auf dem Krankenhausmarkt sind.

Unter der Berücksichtigung der Einflussmöglichkeiten im Rahmen des GmbH- oder Aktiengesetzes ist für kleinere Krankenhäuser die GmbH und für größere Kliniken die Aktiengesellschaft als optimale Rechtsform zu empfehlen.[85]

Eine alternative Rechtsform für öffentliche Krankenhäuser bietet die gGmbH: juristisch gesehen gilt sie streng genommen als privat geführter Betrieb, kann also mit Gewinnerzielungsabsicht geführt werden und bietet zudem die Steuervorteile des Gemeinnützigkeitsrechts (nach Bestimmungen der Abgabenordnung u.a. Befreiung von der Körperschafts- und Gewerbesteuer).[86] Die Einführung des pauschalierten Vergütungssystems hat den Rechtsreformwechsel zur gGmbH stark vorangetrieben, so dass in den Jahren 2004 bis 2009 der Anteil der gGmbHs von

[84] Vgl. Buchholz, W., Krankenhäuser im Wettbewerb, Mannheim 1983, S. 196.
[85] Vgl. Buchholz, W., Krankenhäuser im Wettbewerb, Mannheim 1983, S. 197.
[86] Vgl. Güntert, B. J., Thiele, G., DRG nach der Konvergenzphase, Heidelberg 2008, S. 87f.

37% auf rund 50% angestiegen ist.[87]

Im Hinblick auf die Vorbereitung eines Rechtsformwechsels ist ein zielgerichtetes internes und externes Rechnungswesen gefragt, das dem damit verbundenen Informationsbedarf (Entscheidungs- Koordinations- Vorgabe- und Kontrollinformationen) gerecht wird.[88]

Die Rechtsform einer Einrichtung steht in engem Zusammenhang mit der Trägerschaft, welche auch die wirtschaftliche Zielsetzung von Krankenhäusern festlegt. Aber unabhängig von der Rechts- oder Trägerform ist das unternehmerische Risiko für Krankenhäuser gestiegen. Allein mit einem Wechsel kann die Existenz auf dem Markt nicht gesichert werden. Welche strategischen und operativen/organisatorischen Maßnahmen die Position am Markt noch stärken können wird im Folgenden behandelt.

4.1.5 Leistungs- und Prozessoptimierung

Krankenhäuser, die auf die Umstellung des Krankenhausvergütungssystems und die damit einhergehenden neuen Rahmenbedingungen keine wettbewerbsstärkenden Maßnahmen ergreifen werden nicht zuletzt dem Preisdruck unterliegen. Umstrukturierungen des Leistungsangebots mit Fokus auf Kernkompetenzen und Beseitigung von Randaktivitäten bieten eine Handlungsoption um in Zeiten wachsenden Wettbewerbs die Wirtschaftlichkeit zu erhöhen und die Qualität der Leistungserbringung aufgrund von Mengeneffekten zu verbessern.[89] Dabei zu berücksichtigen sind Aspekte des Versorgungsauftrags und des Krankenhausplans. Das Saarland macht diesbezüglich erste Schritte in Richtung mehr Handlungsfreiheit und fallorientierter Organisation des Gesamtleistungsprozesses, indem die Bettenzahl und die Fachabteilungen durch eine Kommission aus Krankenkassen und Klinikträgern beschlossen werden.[90]

Um das Leistungsangebot neu auszurichten muss im ersten Schritt eine Stärken-Schwächen-Analyse des jeweiligen Krankenhauses durchgeführt werden. Im

[87] Vgl. Güntert, B. J., Thiele, G., DRG nach der Konvergenzphase, Heidelberg 2008, S. 88.
[88] Vgl. Buchholz, W., Krankenhäuser im Wettbewerb, Mannheim 1983, S. 203ff.
[89] Vgl. Ahrens, U., Auswirkung der Einführung von Diagnosis Related Groups in Deutschland, 2005, S. 104: Ein hoher Anteil vergleichbarer Leistungen führt zu einer geringeren Anzahl von Komplikationen, Komorbiditäten und Mortalitäten.
[90] Vgl. Bunzemeier, H., Fiori, W., Hensen, P., Loskamp, N., Roeder, N., DRGs, Wettbewerb und Strategie, in: Das Krankenhaus 9/2004, S. 703.

Konkurrenzvergleich werden Potentiale, nicht genutzte Ressourcen und Schwächen ersichtlich. Unter zusätzlicher Berücksichtigung der Schnittstellen zum ambulanten Sektor und anderen Versorgungsbereichen kann ein Portfolio erstellt werden, das den Handlungsbedarf verdeutlicht. Ziel ist es, insbesondere die Prozesse eingehend zu untersuchen um bei vorgegebenen Erlösen eine unter dem Kostenaspekt optimale Leistungserbringung günstiger zu organisieren. Eventuell ist auch eine Ausweitung des Portfolios auf Nicht-DRG-Leistungen in Betracht zu ziehen.[91]

Des Weiteren können anhand einer DRG-Hitliste (z.B. Top 30 DRGs gemessen an der Gesamtfallzahl) Anhaltspunkte für Spezialisierungsrichtungen gewonnen werden, da die 30 meist erbrachten DRGs durchschnittlich die Hälfte des Gesamtleistungsvolumens abdecken.[92]

Neben der Spezialisierung auf Kernkompetenzen kann es erforderlich sein ein Outsourcing[93] nichtmedizinischer Leistungsbereiche wie z.B. Labor, Küche, Reinigung durchzuführen. Besonders kleinere Krankenhäuser können durch die Auslagerung der sogenannten sekundären Leistungen Vorteile erzielen: die Vorhaltung überflüssiger Kapazitäten entfällt und mindert die Fixkosten, Preisnachlässe spezialisierter Unternehmen können wahrgenommen und die Verwaltungsaufgaben reduziert werden.[94] In den Jahren 2004 bis 2006 hat sich etwa ein Drittel der deutschen Krankenhäuser für diesen Weg entschieden.[95] Auch die interne Auslagerung an ein selbstständig gegründetes Unternehmen stellt eine beliebte Alternative dar.

In Anbetracht des Kostendrucks neigen viele Krankenhäuser dazu die Personalkosten, welche etwa 60 bis 70% der Gesamtkosten ausmachen durch Stellenkürzungen zu senken. Diese Maßnahme ist wirkungsvoll, geht aber häufig zu Lasten der Qualität, da es versäumt wird begleitend notwendige Ablaufverbesserungen durchzuführen. Die Anwendung klinischer Behandlungspfade[96] stellt eine gute Möglichkeit dar um die Ablauforganisation zu verbessern ohne sich an Fachabtei-

[91] Vgl. Ahrens, U., Auswirkung der Einführung von Diagnosis Related Groups in Deutschland, 2005, S. 112.
[92] Vgl. Güntert, B. J., Thiele, G., DRG nach der Konvergenzphase, Heidelberg 2008, S. 80f.
[93] Abgabe von Aufgaben an Dritte.
[94] Vgl. Ahrens, U., Auswirkung der Einführung von Diagnosis Related Groups in Deutschland, 2005, S. 117.
[95] Vgl. Güntert, B. J., Thiele, G., DRG nach der Konvergenzphase, Heidelberg 2008, S. 86.
[96] Berufsgruppenübergreifende , diagnoseabhängige Behandlungsabläufe (Vgl. Kölking, H., DRG und Strukturwandel in der Gesundheitswirtschaft, Stuttgart 2007, S. 49).

lungen oder Funktionsbereichen zu orientieren und bietet die Grundlage für fallorientierte Leistungserbringung. Durch Verkürzung vorhandener Behandlungspfade können Ressourcen eingespart werden und gleichzeitig die Versorgungsqualität verbessert werden.

Da im Wettbewerb nicht nur der Preis zählt, sondern vor allen Dingen die Qualität, sollten deutsche Krankenhäuser außerdem das Ziel verfolgen ihre Qualität zu steigern und die Transparenz der Ergebnisse zu erhöhen.

In diesem Zusammenhang werden bei der Leistungsausrichtung neue Versorgungsformen berücksichtigt. Durch das GMG (GKV – Modernisierungsgesetz) wurden flexible Vertragsstrukturen geschaffen, die Möglichkeiten zu Leistungsausweitungen und neuen Formen der Zusammenarbeit bieten. Dieser Ansatzpunkt wird im Kapitel 4.3 näher erläutert.

Unter Berücksichtigung des erhöhten Finanzrisikos ist die Aufrechterhaltung von Abteilungen mit hohen Fixkosten und hoher Kapitalbindung abzuwägen. Gerade bei schlecht ausgelasteten und räumlich nah beieinander liegenden Funktionsbereichen kann die Möglichkeit der interdisziplinären Zusammenarbeit sinnvoll sein, Schnittstellenprobleme lösen und effektivere Abläufe ermöglichen.[97]

4.1.6 Optimierung der Dokumentation

Die Dokumentation der erbrachten Leistungen ist die Grundvoraussetzung für die Vergütung. Leistungen, die nicht dokumentiert werden, kommen nicht zur Abrechnung und schmälern den Erlös. So hat eine genaue Dokumentation und die vollständige Erfassung aller Behandlungsdaten einen entscheidenden Einfluss auf die Wirtschaftlichkeit und die Wettbewerbssituation eines Krankenhauses. Auf Grund dessen sollte eine permanente Überwachung der abgeschlossenen und nicht abgeschlossenen Fälle statt finden.

Die elektronische Erfassung der abrechnungsrelevanten Daten, wie z.B. Diagnosen und Prozeduren sollte möglichst zeitnah zu festgelegten Zeiten erfolgen.[98] Der Ablauf sollte in einem Dokumentationsworkflow festgehalten werden (siehe Abbildung auf nächster Seite) und den zuständigen Mitarbeitern als Richtlinie die-

[97] Vgl. Ahrens, U., Auswirkung der Einführung von Diagnosis Related Groups in Deutschland, 2005, S. 104.
[98] Vgl. Baller, S., Frühauf, G., Optimierung der DRG-Dokumentation und Kodierqualität, in: f&w 5/2005.

nen. Dabei ist zu beachten, dass der zeitliche Aufwand nicht den Nutzen übersteigt.

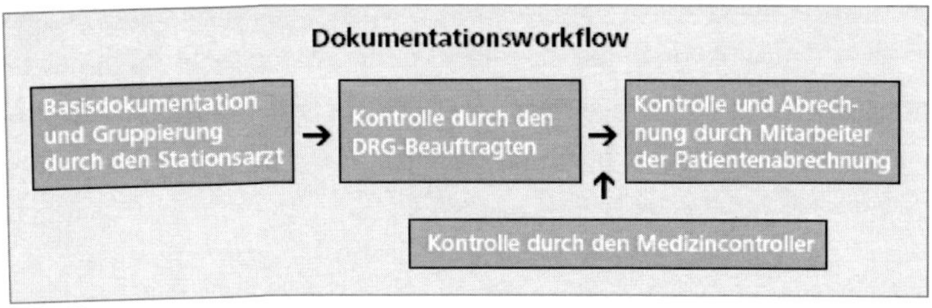

Abb. 1[99]

Da die Diagnosen für die Entgelthöhe entscheidend sind, könnten einige Verantwortungsträger zum Prinzip der strategischen Kodierung neigen, um den Erlös je Behandlungsfall zu maximieren (Überkodierung). So bringen DRGs den Anreiz mit sich Patienten so zu klassifizieren, dass ein möglichst hoher Preis pro Behandlung abgerechnet werden kann.[100] Auch ein Ausgleich von Vergütungsproblemen durch Unterkodierung ist möglich. So könnten z.B. Behandlungsfälle mit hohem Aufwand so kodiert werden, dass sie der Kosten- und Erlösstruktur des DRG-Systems entsprechen. Das führt natürlich zu einer falschen Abbildung von Leistungen, einer nicht leistungsgerechten Vergütung und vertuscht darüber hinaus die Problembereiche des noch entwicklungsfähigen Systems, die so nicht erkannt werden.[101]

Fallen die strategischen Kodierungen im Rahmen von Prüfungen durch den Medizinischen Dienst der Krankenkassen oder die Kostenträger selbst auf, können Sanktionen die Folge sein.[101] Analysen haben jedoch ergeben, dass die aufgrund empirischer Trends aus anderen DRG-Ländern befürchtete Strategie zur Erlösmaximierung sich in Deutschland nicht durchgesetzt hat.[102]

Eine Möglichkeit die Dokumentation übersichtlich zu visualisieren ist im Universitätsklinikum Jena entwickelt worden: Mithilfe eines DRG-Navigators werden DRGs mit vergleichbaren medizinischen Leistungsinhalten auf einer DIN A 4-

[99] Baller, S., Frühauf, G., Optimierung der DRG-Dokumentation und Kodierqualität, in: f&w 5/2005.

[100] Vgl. Ahrens, U., Auswirkungen der Einführung von Diagnosis Related Groups in Deutschland, Regensburg, 2005, S. 33.

[101] Vgl. Bunzemeier, H., Fiori, W., Hensen, P., Loskamp, N., Roeder, N., DRGs, Wettbewerb und Strategie, in: Das Krankenhaus 9/2004, S. 707.

[102] Vgl. Ahrens, U., Auswirkungen der Einführung von Diagnosis Related Groups in Deutschland, Regensburg, 2005, S. 96.

Seite in Beziehung zueinander dargestellt und ermöglichen eine schnelle Übersicht aller gruppierbaren DRGs und deren Zuordnungslogik.[103] In kürzester Zeit können Prozeduren erkannt werden, deren Kodierung sonst in der klinischen Routine und aufgrund der hohen Komplexität des Systems vielleicht vergessen worden wäre.[103] Auch eine Unterstützung der komplexen Dokumentationsarbeit durch den Einsatz Medizinischer Dokumentationsassistenten kann zu einer besseren Kodierqualität führen und erlössteigernd wirken.[104]

4.2 Qualität

Im Folgenden wird nach einer eingehenden Begriffsdefinition untersucht, wie sich DRGs auf die Qualität der Krankenhausleistungen auswirken. Grundsätzlich sind Qualitätssteigerungen, Qualitätssenkungen oder keine Einflüsse der Vergütungsform auf die Qualität möglich. Die Einführung der pauschalierten Entgelte liefert Anreize zur möglichst straffen Gestaltung der Organisation, Verbesserung der Effektivität und Effizienz und gleichzeitigen Senkung der Kosten. Die Vermutung liegt nahe, dass dieses Bestraben zu Lasten der Qualität fällt.[105]

4.2.1 Definition von Qualität

Der Begriff Qualität leitet sich vom lateinischen Wort „qualitas" ab und bedeutet soviel wie Beschaffenheit, Eigenschaft, Zustand.[106] Die Auslegung dieser Aspekte ist mannigfaltig. Eine anerkannte Definition liefert die DIN EN ISO Norm 9000:2000. Sie bezeichnet Qualität als „Vermögen einer Gesamtheit inhärenter Merkmale eines Produktes, Systems oder Prozesses zur Erfüllung von Forderungen von Kunden und anderen interessierten Parteien".[107] Übertragen auf das Gesundheitswesen bedeutet das die Erfüllung der Anforderungen und Erwartungen der Kunden. Zu den Kunden eines Krankenhauses gehören u.a. Patienten, Mitarbeiter, niedergelassene Ärzte und das Gemeinwesen. All diese Zielgruppen haben

---

[103] Vgl. Berg, S., Heinz, P., Pape, A., Scherzer, M., Wechsung, E., Der Jenaer DRG-Navigator, Übersichtliche Visualisierung komplexer DRG-Zusammenhänge, in: Das Krankenhaus 8/2008, S. 839f.
[104] Vgl. Ahrens, U., Auswirkung der Einführung von Diagnosis Related Groups in Deutschland, 2005, S. 114.
[105] Vgl. Kölking, H., DRG und Strukturwandel in der Gesundheitswirtschaft, Stuttgart 2007, S. 38.
[106] Vgl. Bertelsmann, Universallexikon von A bis Z, Gütersloh 2004, S. 749.
[107] Kamiske, Gerd F., Brauer, Jörg-Peter, Qualitätsmanagement von A-Z, München, Wien 2006, S. 170.

unterschiedliche Bedürfnisse, die es zu ihrer Zufriedenheit zu erfüllen gilt. Auf Grund dieser Vielschichtigkeit sind viele individuelle Kriterien nötig um die Bedürfnisse, bzw. deren Erfüllung messen zu können.

Spricht man von Qualität, so muss man auch die Begriffe Qualitätsmanagement und Qualitätssicherung differenzieren. In der DIN EN ISO Norm 9000:2000 wird Qualitätsmanagement als „aufeinander abgestimmte Tätigkeiten zur Leitung und Lenkung einer Organisation bezüglich Qualität“[108] beschrieben, zu deren Aufgaben die Festlegung der Qualitätspolitik und die Definition von Zielen gehören.

Im Gesundheitswesen bedeutet Qualitätsmanagement alle Maßnahmen, Prozesse, Verfahren, Mittel und Organisationsstrukturen um die Gesundheit des Patienten zu fördern und versorgungsbedingte Schäden zu vermeiden.[109] Im Einzelnen bedeutet es die Vermeidung von Fehlern, bzw. den Umgang mit Fehlern, die Steigerung der medizinischen, pflegerischen und therapeutischen Qualität und eine kontinuierliche Verbesserung unter wirtschaftlichen Aspekten zur Steigerung der Kundenzufriedenheit.

Qualitätssicherung wird als ein Teil des Qualitätsmanagements verstanden. Laut DIN EN ISO Norm 9000:2000 umfasst sie alle geplanten und systematischen Tätigkeiten die ausreichendes Vertrauen schaffen sollen, dass die Qualitätsanforderungen erfüllt werden.[110] Man unterscheidet hierbei zwischen interner und externer Qualitätssicherung.[111]

Nach dem amerikanischen Wissenschaftler Avedis Donabedian unterscheidet man auch heute noch die Dimensionen der Struktur- Prozess- und Ergebnisqualität.[112] Die Dimension der Strukturqualität bezieht sich auf die objektiven Rahmenbedingungen unter denen die Leistungen erbracht werden (technische Ausstattung, materielle und personelle Ressourcen, bauliche und organisatorische Gegebenheiten, Mindestfallzahlen pro Arzt oder Krankenhaus, etc.).[113]

---

[108] Kamiske, Gerd F., Brauer, Jörg-Peter, Qualitätsmanagement von A-Z, München, Wien 2006, S. 207.
[109] Vgl. Freitag, P. M., Qualitätssicherung in der stationären Versorgung, Hamburg 2007, S. 116f.
[110] Vgl. Freitag, P. M., Qualitätssicherung in der stationären Versorgung, Hamburg 2007,, S. 117f.
[111] Vgl. Freitag, P. M., Qualitätssicherung in der stationären Versorgung, Hamburg 2007,, S. 118: Interne Qualitätssicherung bezieht sich auf einrichtungsinterne Maßnahmen wie z.B. Dokumentation, Kundenbefragungen, Audits oder Zertifizierungsverfahren, wohingegen externe Qualitätssicherung einrichtungsübergreifende Aspekte beinhaltet und im Gegensatz zu den internen Maßnahmen nach außen dokumentiert werden muss. Beispiele hierfür sind Begehungen durch das Gesundheitsamt, Infektionsschutz oder gesetzliche Verpflichtungen.
[112] Vgl. Güntert, B. J., Thiele, G., DRG nach der Konvergenzphase, Heidelberg 2008, S. 36.
[113] Vgl. Freitag, P. M., Qualitätssicherung in der stationären Versorgung, Hamburg 2007, S.97,

Die Dimension der Prozessqualität beschreibt die Aktivitäten zwischen Leistungserbringer und –empfänger (ärztliche, pflegerische, medizinisch-technische und organisatorisch administrative Tätigkeiten)[114] und impliziert die Art und Weise wie Leistungen erbracht werden.
Die Ergebnisqualität hingegen stellt das Gesamtresultat der Leistung bzw. die Relation des Behandlungsergebnisses zum Preis der Leistung dar und ist entscheidend für Patienten und Kostenträger. Sie stellt den Nutzen für den Patienten und seine gesundheitliche Veränderung dar. Die drei Dimensionen sind voneinander abhängig und beeinflussen sich gegenseitig.
Anhand von Qualitätsindikatoren lässt sich die Qualität, also der Grad der Erfüllung von Qualitätsanforderungen messen. In Zusammenhang mit den Qualitätsdimensionen sind auch Indikatoren mit der Struktur, dem Prozess oder dem Behandlungsergebnis verbunden. Das Ziel von Qualitätsmessungen ist die Aufdeckung von Qualitätsmängeln / Behandlungsfehlern, unerwünschten Ereignissen und Nachlässigkeit.[115]

4.2.2 Entlassungsmanagement

Die Pauschalierung der Krankenhausleistungen hat zur Folge, dass eine möglichst frühe Entlassung der Patienten angestrebt wird, um bei einem festen Erlösbetrag die mit jedem Behandlungstag steigenden Kosten eines Falls so gering wie möglich zu halten.
Laut Statistischem Bundesamt sank die Verweildauer in deutschen Krankenhäusern von 14 Tagen in 1991 auf 8,3 Tage im Jahr 2007.[116] Da Deutschland im europäischen Vergleich trotz der stark gesunkenen Verweildauern „Spitzenreiter" ist, wurde diese Absicht schon lange verfolgt; die Umstellung des Vergütungssystems hat diesen Trend lediglich beschleunigt. Reduzierungen der Verweildauer können außerdem auf den medizinischen Fortschritt zurückgeführt werden. So ermöglicht z.B. die zunehmende Anwendung minimalinvasiver Chirurgie eine

---

vgl. Lüngen, M., Möglichkeiten der ergebnisorientierten Vergütung stationärer Krankenhausleistungen in Deutschland, Köln 2001, S.52.
[114] Vgl. Freitag, P. M., Qualitätssicherung in der stationären Versorgung, Hamburg 2007,, S. 97.
[115] Vgl. Lüngen, M., Möglichkeiten der ergebnisorientierten Vergütung stationärer Krankenhausleistungen in Deutschland, Köln 2001, S. 10f.
[116] Vgl. Statistisches Bundesamt, Grunddaten der Krankenhäuser 2007, Fachserie 12, Reihe 6.1.1, 2007.

schnellere Mobilisation von Patienten.[117] In diesem Fall lässt sich von der sinkende Verweildauer eher auf eine verbesserte Qualität schließen. Entscheidend ist deshalb die Untersuchung der Prozess- und Ergebnisqualität.
Das Entlassungsmanagement deutscher Krankenhäuser wird vor allem von Patienten stark kritisiert. Zwar sind 80% mit dem Entlassungszeitpunkt zufrieden, beklagen sich jedoch über die mangelnde Vorbereitung auf die Zeit nach der Entlassung aus dem Krankenhaus und die ungenügende Anleitung zur Selbstpflege und zum Selbstmanagement.[118] Patienten, die die Aufklärung als verbesserungswürdig ansehen, sehen sich zu 35% nicht genügend auf die Medikamenteneinnahme vorbereitet und 75% beklagen sich über die unzureichende Aufklärung der Angehörigen.[119] In einem Viertel der Fälle wurde aus ihrer Sicht die Organisation der nachstationären Versorgung vernachlässigt.[119] Grundsätzlich kommt den Patienten eine Senkung der Verweildauer aber entgegen.
Da sich die Liegezeiten deutlich verkürzt haben, besteht die Gefahr, dass Patienten in einem Zustand entlassen werden, in dem sie noch nicht völlig genesen sind. Wie oben bereits erwähnt, versprechen sich Krankenhäuser von früheren Entlassungen wirtschaftliche Vorteile. Für Kostenträger bedeutet das jedoch zusätzliche Kosten, da mehr Patienten nachstationäre Hilfen in Anspruch nehmen um den Genesungsprozess außerhalb des Krankenhauses fortzusetzen. Darüber hinaus sind erneute Krankenhausaufenthalte möglich (Drehtür-Effekt).[120] Der so häufig benutze Begriff „blutige Entlassung“[121] wird allerdings überbewertet. Durch die Festlegung der unteren Grenzverweildauer soll ein angemessener stationärer Pflegebedarf sichergestellt werden. Die Unterschreitung der unteren Grenzverweildauer führt zu Abschlägen die den Fallerlös minimieren.
Auch Ärzte und Pflegekräfte sehen seit der DRG-Einführung eine negative Entwicklung beim Entlassungsmanagement. Dabei wird vor allem die Kooperation mit niedergelassenen Ärzten in der Nachversorgung kritisiert.[122] Da die Überleitung in die nachstationäre Behandlung durch frühere Entlassungen an Bedeutung

---

[117] Vgl. Mühlbauer, B. H., Geisen, R., Herausforderung DRG: Das Krankenhaus zwischen Qualitäts- und Kostenmanagement, Münster 2002, S. 29.
[118] Vgl. Güntert, B. J., Thiele, G., DRG nach der Konvergenzphase, Heidelberg 2008, S. 20.
[119] Vgl. Güntert, B. J., Thiele, G., DRG nach der Konvergenzphase, Heidelberg 2008, S. 27.
[120] Vgl. Mühlbauer, B. H., Geisen, R., Herausforderung DRG: Das Krankenhaus zwischen Qualitäts- und Kostenmanagement, Münster 2002, S. 30.
[121] Vgl. Loßin, A., Auswirkungen der Vergütungsform auf Kosten und Qualität der Krankenhausbehandlung, Berlin 2006, S. 100.
[122] Vgl. Güntert, B. J., Thiele, G., DRG nach der Konvergenzphase, Heidelberg 2008, S. 27.

gewinnt und aufwändiger wird, werden die niedergelassenen Ärzte mit höheren Anforderungen ihrer Patienten, höheren Kosten und einem höheren Risiko konfrontiert. Pflegekräfte machen dafür aber nicht die Vergütungsform verantwortlich, sondern sehen vor allem ein Problem in der Entlassungsplanung auf Seiten der Ärzte. Kurzfristige Entscheidungen zur Entlassung lassen keinen Freiraum für die Planung der Nachsorge und Koordination mit nachstationären Einrichtungen.[123] Die Verfügbarkeit von Reha- oder Heimplätzen sowie verzögerte Zusagen zur Kostenübernahme von Krankenkassen spielen dabei auch eine große Rolle.

Positiv zu vermerken ist, dass eine zunehmende Unterstützung durch Mitarbeiter des Sozialdienstes und Überleitungsfachpersonen an Bedeutung zugenommen hat und das Pflegepersonal entlastet.[124]

4.2.3 Patientenselektion

Da DRGs ein prospektives Vergütungssystem darstellen, ist schon bei der Patientenaufnahme einzuschätzen wie hoch der Fallerlös sein wird.[125] Das kann dazu führen, dass die Aufnahme bestimmter Patientengruppen aus Sicht des Krankenhauses unwirtschaftlich ist, wenn die zu erwartenden Kosten der Behandlung höher sind als der Fallerlös. Fälle, die zu hohen Erlösen führen (hohes Relativgewicht) und gleichzeitig einen geringen Schweregrad haben, führen zu einem geringeren Ressourceneinsatz und sind deshalb aus wirtschaftlichen Gründen am attraktivsten.[126] Selbst innerhalb einer Fallgruppe können Patienten bei identischer Vergütung unterschiedliche Fallschweren haben und zu unterschiedlichen Deckungsbeiträgen führen.[127]

Eine Folge dessen kann sein, dass Leistungserbringer bei Fällen, die aus ihrer Sicht unwirtschaftlich sind zum „Skimping" (Knausern) neigen.[128] Durch das Vorenthalten medizinisch sinnvoller Leistungen mit dem Ziel die Leistungen und somit die Kosten pro Diagnose zu minimieren, entsteht eine Unterversorgung

---

[123] Vgl. Güntert, B. J., Thiele, G., DRG nach der Konvergenzphase, Heidelberg 2008, S. 16f.

[124] Vgl. Güntert, B. J., Thiele, G., DRG nach der Konvergenzphase, Heidelberg 2008, S. 21.

[125] Die Betonung liegt hier auf „einzuschätzen": Welche DRG letztendlich abgerechnet wird ist abhängig von den Diagnosen die am Ende des stationären Aufenthaltes gestellt werden und von den Leistungen, die im Verlauf des Aufenthalts tatsächlich erbracht wurden.

[126] Vgl. Ahrens, U., Auswirkungen der Einführung von Diagnosis Related Groups in Deutschland, Regensburg, 2005, S. 33.

[127] Vgl. Loßin, A., Auswirkungen der Vergütungsform auf Kosten und Qualität der Krankenhausbehandlung, Berlin 2006, S. 106.

[128] Vgl. Loßin, A., Auswirkungen der Vergütungsform auf Kosten und Qualität der Krankenhausbehandlung, Berlin 2006, S. 92.

schwer kranker Patienten. Sie kann sich in mangelnder Bereitstellung medizinischer Leistungen, sowie in der Intensität der Behandlung und einer zu frühen Entlassung (siehe oben) äußern.

Auf der anderen Seite könnten übermäßige Leistungen für diejenigen Patienten vorgehalten werden, die das Krankenhaus an sich binden möchte. Der Fachbegriff hierfür heißt „Creaming" (Einschmeicheln).[129] Da das Ziel dieses Vorgehens ist, die Kosten zu minimieren und den Erlös zu maximieren, ist anzunehmen, dass es bei profitabel wirtschaftenden Krankenhäusern weit weniger vorkommt als bei nicht profitablen.

Vor Einführung des pauschalierten DRG-Systems konnten sowohl „Skimping" als auch „Creaming" so gut wie ausgeschlossen werden, da die Vergütung über Basis-, Abteilungspflegesätze und Sonderentgelte dem Selbstkostendeckungsprinzip entsprach.[130] Krankenhäuser, die alle anfallenden Kosten erstattet bekamen, hatten keinen Anreiz diese zu minimieren. Im Gegenteil: eine Maximierung der Kosten bedeutet einen Machtzuwachs und eine Ausweitung der Einflussmöglichkeiten. Die Behandlung orientierte sich mehr am Bedarf der Patienten als an den Kosten.

Das DRG-System dagegen bringt Anreize zur Patientenselektion mit sich. Empirische Analysen konnten allerdings keine stichhaltigen Nachweise für dieses Vorgehen erbringen.[131] Dieser Möglichkeit der Leistungsplanung steht der regionale Versorgungsauftrag entgegen. Es konnte lediglich eine Verlagerung der Leistungen in andere Versorgungsbereiche beobachtet werden, wie sie auch in anderen DRG-Ländern nachgewiesen wurde.[129]

4.2.4 Zwischenfazit

Der starke Anreiz zur Kostensenkung, den die DRG-Vergütung mit sich bringt, kann zwar zu den oben genannten Schwierigkeiten führen, gibt Krankenhäusern aber auch den Impuls zur Spezialisierung auf Leistungen, die sie wirtschaftlicher

---

[129] Vgl. Ahrens, U., Auswirkungen der Einführung von Diagnosis Related Groups in Deutschland, Regensburg, 2005, S. 96.

[130] Vgl. Loßin, A., Auswirkungen der Vergütungsform auf Kosten und Qualität der Krankenhausbehandlung, Berlin 2006, S. 99.

[131] Vgl. Loßin, A., Auswirkungen der Vergütungsform auf Kosten und Qualität der Krankenhausbehandlung, Berlin 2006, S. 116.

erbringen können als andere.[132] Diese Art von Umstrukturierung kann wiederum Qualitätsverbesserungen mit sich bringen.

Die Vielschichtigkeit des Begriffs Qualität und die sich gegenseitig beeinflussenden Dimensionen machen bereits deutlich, wie schwierig es ist Qualität zu erfassen und messbar zu machen. Orientiert man sich bei dem Begriff an Lebensqualität oder der Lebenserwartung, so belegen empirische Daten unabhängig vom Krankenhausvergütungssystem eine kontinuierliche Verbesserung der gesundheitlichen Versorgung in Deutschland. Obwohl die Krankenhausverweildauer gesunken ist, wurde eine deutliche Steigerung der Lebenserwartung ermittelt.[133] Lt. Sterbetafel des Statistischen Bundesamts ist die Lebenserwartung selbst in den Jahren 2003 bis 2006 von 79 Jahren auf 79,35 Jahre gestiegen.[134] Die Ursache liegt vor allem im technischen Fortschritt der Medizin, der auch dazu geführt hat, dass viele früher stationär erbrachten Leistungen in den ambulanten Sektor verlagert werden konnten.

Auch die Zunahme der Durchführung von Zertifizierungsverfahren in deutschen Krankenhäusern[135] (DIN EN ISO 9001:2000, KTQ[136] und EFQM[137]), sowie die Weiterentwicklung von Qualitätssicherungsmaßnahmen (z.B. durch die Einführung eines strukturierten Qualitätsberichts nach § 137 Abs. 1 SGB V seit 2004) zeigen, dass Krankenhäuser zumindest verstärkt bemüht sind kontinuierliche Verbesserungen der Qualität zu erreichen.[138]

So hat die Umstellung des Vergütungssystems zu dem Bewusstsein geführt, dass der Qualität eine höhere Bedeutung zukommen sollte. Veränderungen in der Qualität in den letzten Jahren sind nicht eindeutig auf das DRG-System zurückzuführen. Erst durch langfristige Beobachtungen nach der Konvergenzphase können stichhaltige Rückschlüsse gezogen werden.

---

[132] Vgl. Loßin, A., Auswirkungen der Vergütungsform auf Kosten und Qualität der Krankenhausbehandlung, Berlin 2006, S. 115.

[133] Vgl. Loßin, A., Auswirkungen der Vergütungsform auf Kosten und Qualität der Krankenhausbehandlung, Berlin 2006, S. 116.

[134] Vgl. Statistisches Bundesamt Deutschland, Pressemitteilung Nr. 336 vom 27.08.2007, http://www.destatis.de/jetspeed/portal/cms/Sites/destatis/Internet/DE/Presse/pm/2007/08/PD07__336__12621,templateId=renderPrint.psml.

[135] Vgl. Güntert, B. J., Thiele, G., DRG nach der Konvergenzphase, Heidelberg 2008, S. 39-55.

[136] Kooperation für Transparenz und Kooperation im Gesundheitswesen.

[137] European Foundation for Quality Management: kein Zertifikat, sondern Bewerbung um European Quality Award.

[138] Die genannten Instrumente sind größtenteils nicht in der Lage die Ergebnisqualität der Behandlungen zu messen.

4.3 Kooperationen

Im Gesundheitswesen ist nicht nur die Entwicklung der Ausgaben, sondern vor allem die Höhe und Struktur entscheidend. Wirtschaftliches Handeln erfordert, dass die richtige Menge von Gesundheitsgütern den richtigen Konsumenten in der richtigen Zusammensetzung zur Verfügung gestellt wird und dieser Prozess möglichst geringe Kosten verursacht.[139] Aufgrund des zunehmenden wirtschaftlichen und existentiellen Drucks werden zu diesem Zweck vermehrt Kooperationen zwischen Krankenhäusern, Rehabilitationseinrichtungen und ambulanten Einrichtungen, sowie zwischen Partnern des gleichen Versorgungssektors geschlossen. Die Einführung der DRGs fördert diese Entwicklung durch die höhere Leistungstransparenz, da das stationäre Leistungsspektrum leichter zu überblicken und abzustimmen ist.[140]

Der Begriff Kooperation (lat. Mitwirkung, Zusammenarbeit)[141] kann bei näherer Betrachtung auch eine Fusion oder Übernahme bedeuten. Im Folgenden werden die Arten der Zusammenarbeit näher beleuchtet und die angestrebten Ziele erörtert.

4.3.1 Formen der Zusammenarbeit

Wie oben erwähnt, kann es sich bei der Zusammenarbeit zwischen zwei oder mehreren Partnern um Kooperationen, Fusionen oder Übernahmen handeln. Die Kooperation zeichnet sich dadurch aus, dass beide Partner ihre rechtliche, unternehmerische und wirtschaftliche Selbstständigkeit behalten.[142] Sie entsteht durch Holdingstrukturen oder Verträge, bei dem die Teilnehmer i.d.R. gleichberechtigt sind (Ausnahmen werden im Kooperationsvertrag geregelt). Kooperationen eignen sich besonders zur gemeinsamen Beschaffung von Gütern (Einkaufskooperationen) um bessere Einkaufskonditionen zu erzielen. Die Verhandlung des Krankenhausbudgets mit den Krankenkassen wird auch in einigen Bundesländern im Rahmen von Kooperationen verhandelt (Zweckverbände).[143]

---

139 Vgl. Breyer, F., Zweifel, P., Gesundheitsökonomie, Berlin 1999, S. 323.
140 Vgl. Güntert, B. J., Thiele, G., DRG nach der Konvergenzphase, Heidelberg 2008, S. 83.
141 Vgl. Kölking, H., DRG und Strukturwandel in der Gesundheitswirtschaft, Stuttgart 2007, S. 90.
142 Vgl. Kölking, H., DRG und Strukturwandel in der Gesundheitswirtschaft, Stuttgart 2007, S. 91.
143 Vgl. Siekerkötter, R., Fehn, T., Wirtschafts- und Sozialkunde für Kaufleute im Gesundheitswesen, Rinteln 2004, S. 160.

Durch das GKV-Modernisierungsgesetz (GMG) und das GKV-Gesundheitsreformgesetz hat der Gesetzgeber außerdem den Weg für neue Versorgungsformen wie Medizinische Versorgungszentren (MVZ) und die Integrierte Versorgung (IV) geebnet.[144] Medizinische Versorgungszentren sind fachübergreifende ärztlich geleitete Einrichtungen, die die Zusammenarbeit unterschiedlicher Fachgebiete, auch nicht-ärztlicher Gesundheitsberufe, erleichtern und medizinische Kompetenzen unter einem Dach vereinen. Die Zahl der MVZ steigt stetig; in den Jahren 2004 bis 2008 wurden 1152 MVZ zugelassen (durchschnittlich 70 pro Quartal, bei etwa 37% sind Krankenhäuser als Träger beteiligt).[145] Die Integrierte Versorgung schafft durch interdisziplinär-fachübergreifende Verträge der Kostenträger mit mehreren Leistungsanbietern eine weitere Form der Kooperation.

Kooperationsverträge erfordern viel Vertrauen gegenüber den jeweiligen Vertragspartnern, da unternehmerische Eingriffe in die Organisatin der Partner im Falle nicht erfüllter Erwartungen oder Vertragsverstöße nicht möglich sind.[142]

Eine Fusion bedeutet die Zusammenlegung mehrerer Unternehmen mit dem Zweck größere Markteinteile zu gewinnen.[146] Beide Unternehmen verlieren dadurch ihre rechtliche und wirtschaftliche Selbstständigkeit.[147] Aufgrund dessen ist es besonders wichtig, dass die Fusionspartner sich über die zukünftigen gemeinsamen Unternehmensziele einig sind. Die Verschmelzung von Unternehmen bedeutet aber nicht zwangsläufig die Aufgabe getrennter Betriebsstätten.

Die Übernahme eines Krankenhauses durch ein anderes bedeutet für das zu übernehmende Unternehmen die Aufgabe der vollständigen Selbstständigkeit, sowie der eigenen Unternehmensphilosophie und –führung.[148]

4.3.2 Ziele der Zusammenarbeit

Krankenhäuser, die sich zur Zusammenarbeit mit anderen Einrichtungen entschließen, stehen häufig unter einem hohen finanziellen Druck, der nicht zuletzt durch die Einführung des pauschalierten Vergütungssystems zugenommen hat

---

[144] Vgl. Kassenärztliche Bundesvereinigung, Integrierte Versorgung, 2007, http://www.kbv.de/koop/8777.html und http://www.kbv.de/koop/8791.html.
[145] Vgl. Kassenärztliche Bundesvereinigung, Integrierte Versorgung, 2007, http://www.kbv.de/koop/9173.html.
[146] Vgl. Güntert, B. J., Thiele, G., DRG nach der Konvergenzphase, Heidelberg 2008, S. 85.
[147] Vgl. Siekerkötter, R., Fehn, T., Wirtschafts- und Sozialkunde für Kaufleute im Gesundheitswesen, Rinteln 2004, S. 160.
[148] Vgl. Kölking, H., DRG und Strukturwandel in der Gesundheitswirtschaft, Stuttgart 2007, S. 93.

und sehen in dieser Maßnahme die Möglichkeit zur Existenzsicherung. Damit verbunden ist die Erwartung, Defizite bezüglich der Struktur, Organisation und Wirtschaftlichkeit zu kompensieren.

Da die Zusammenarbeit häufig zwischen räumlich nahegelegenen Einrichtungen umgesetzt wird, die vorher in Konkurrenz zueinander standen, ist der Erfolgsdruck besonders hoch und mit Bedenken, Misstrauen und Argwohn verbunden. Beidseitig bestehen häufig Hemmungen zur Herausgabe vertraulicher Unterlagen aus Angst, dass erkannt wird dass der bisherige Erfolg auf eine gezielte Beeinflussung der Leistungsdaten zurückzuführen ist. Die Bereitschaft zur Transparenz stellt allerdings die Voraussetzung für eine Zusammenarbeit dar. Wenn ein bewusst offener Umgang mit den Stärken und Schwächen des eigenen Unternehmens eingesetzt wird, können beide Partner gemeinsam durch Erarbeitung von Schwerpunktleistungen Synergie-Effekte nutzen und an einem Standort entscheidende Marktanteile für sich gewinnen.[149] Durch eine höhere Kompetenz und Wirtschaftlichkeit wird auch eine höhere Patientenzufriedenheit angestrebt.[150]

Die Integrierte Versorgung kommt den Patienten durch eine verbesserte und zeitnahe Abstimmung von Therapien und die Verbesserung der Transparenz der Behandlungsabläufe entgegen. Die Diagnostik wird auf das Notwendigste beschränkt, wodurch auch der Ressourceneinsatz geschmälert wird, da doppelte oder unkoordinierte Untersuchungen vermieden werden können. Das führt zur Senkung der Fallkosten und Verkürzung der Verweildauern, ohne dass die Qualität darunter leidet. Im Gegenteil: Durch die Bildung von Leistungskernkompetenzen und die Verbesserung von Behandlungsabläufen wird eine höhere Ergebnisqualität erzielt.[151] Für Medizinische Versorgungszentren gilt auch, dass sie überhöhten Behandlungskosten durch die Vermeidung von Doppeluntersuchungen entgegenwirken und den Ressourceneinsatz verringern. Die Patienten profitieren von kürzeren Behandlungszeiten und kürzeren Wegen zwischen den einzelnen Leistungserbringern.[152] Durch diese Entwicklungen auf dem Gesundheitsmarkt werden also auch die Patientenbedürfnisse erfüllt: Spezialisierung von Leistungen und Förderung der Autonomie.

---

[149] Vgl. Güntert, B. J., Thiele, G., DRG nach der Konvergenzphase, Heidelberg 2008, S. 83.
[150] Vgl. Kölking, H., DRG und Strukturwandel in der Gesundheitswirtschaft, Stuttgart 2007, S. 95.
[151] Vgl. Kassenärztliche Bundesvereinigung, Integrierte Versorgung, 2007, http://www.kbv.de/koop/8791.html.
[152] Vgl. Kassenärztliche Bundesvereinigung, Integrierte Versorgung, 2007, http://www.kbv.de/koop/8777.html.

4.4 Aus Sicht der Pflege

4.4.1 Berücksichtigung des Pflegefaktors

Die Einführung des pauschalierten Vergütungssystems hat auch Auswirkungen auf die Pflege. Wie aus dem Kapitel Patientenklassifikationssysteme hervorgeht, basieren DRGs auf medizinischen Diagnosen. Dabei wird vor allem die medizinisch-ökonomische Sicht einbezogen, was zu dem Vorbehalt geführt hat, dass der pflegerische Aufwand zu wenig Berücksichtigung findet und die anfallenden Personalkosten demnach nicht vergütet werden.[153] So wird vom Pflegepersonal zunehmend die Einbeziehung eines Pflegefaktors als zusätzliches Eingruppierungsmerkmal gefordert. Er soll eine stärkere Professionalisierung des Pflegeberufs fördern und die Kostenhomogenität der DRGs steigern.[154]

Peters-Alt beschreibt die Einbindung des Pflegeaufwands wie folgt: „Die Pflegediagnosen beschreiben funktionelle Beeinträchtigungen und Risiken; die medizinischen Diagnosen geben die den Funktionseinschränkungen zugrunde liegenden Krankheiten an."[155]

Die Notwendigkeit eines Pflegefaktors wird allerdings überschätzt. Da die Personalkosten in der DRG-Kalkulation berücksichtigt werden ist die Angst des Pflegepersonals unbegründet. Vielmehr sollten die eingesetzten Instrumente zur Berechnung der Personalkosten überarbeitet werden. Die Pflegepersonalregelung (PPR)[156] misst den Pflegeaufwand über die Faktoren Ernährung, Ausscheidung, Körperpflege und Lagerung. Kriterien wie die Dauer der Tätigkeiten, die Notwendigkeit, sowie benötigte Qualifikation und Anzahl des Personals werden nicht genügend einbezogen. Aufgrund dieser Problematik bietet die PPR keinen Aufschluss über die Kostenintensivität der Behandlungsfälle.[157] Leistungserfassung in der Pflege (LEP) stellt den Pflegeaufwand zwar besser dar, ist aber auch verbesserungsbedürftig.

---

[153] Vgl. Peters-Alt, J., DRGs aus Sicht der Pflege: Notwendigkeit und Grenzen eines Pflegefaktors, Stuttgart 2005, S. 39.

[154] Vgl. Peters-Alt, J., DRGs aus Sicht der Pflege: Notwendigkeit und Grenzen eines Pflegefaktors, Stuttgart 2005, S. 39ff.

[155] Peters-Alt, J., DRGs aus Sicht der Pflege: Notwendigkeit und Grenzen eines Pflegefaktors, Stuttgart 2005, S. 43.

[156] Kalkulation der Pflegepersonalkosten anhand einer Kategorisierung von Patienten in Pflegestufen. Näheres hierzu: Peters-Alt, J., DRGs aus Sicht der Pflege: Notwendigkeit und Grenzen eines Pflegefaktors, Stuttgart 2005, S. 16ff.

[157] Vgl. Peters-Alt, J., DRGs aus Sicht der Pflege: Notwendigkeit und Grenzen eines Pflegefaktors, Stuttgart 2005, S. 44f.

4.4.2 Veränderungen der Arbeitsbedingungen

In der Personalsituation ist folgende Entwicklung zu beobachten: Während die Zahl der Gesamtbeschäftigten gesunken ist, ist bei der Ärzteschaft ein deutlicher Anstieg zu erkennen, wohingegen das Pflegepersonal abgenommen hat.[158] Letzteres ist vor Allem darauf zurückzuführen, dass die PPR als Personalbemessungssystem immer seltener verwendet wird.[159] Da die PPR schon in den DRGs enthalten sind, wird sie teilweise noch als internes Steuerungsinstrument für Normalpflegestationen verwendet.

Interessanter als die Personalstruktur ist jedoch die Arbeitsverteilung zwischen Pflegepersonal und Ärzten. In Anbetracht der demographischen Entwicklung und der daraus resultierenden Steigerung der über 75-jährigen Patienten ist ein höher werdender Pflegeaufwand zu erwarten, der in Beziehung zu einer sinkenden Anzahl des Pflegepersonals steht. Empirische Befunde einer Untersuchung des Instituts für Pflegewissenschaft der Universität Witten/Herdecke (Arbik-Projekt) haben aber ergeben, dass das Pflegepersonal aufgrund der Zunahme anderer Tätigkeiten den steigenden Patientenanforderungen nicht mehr gerecht werden kann.[158] Haushalts- und Küchentätigkeiten, sowie die Pflegedokumentation nehmen deutlich mehr Raum ein als die Kommunikation und Körperpflege.[160] Daraus resultiert beim Pflegepersonal auch das Gefühl, dass viele unnötige Tätigkeiten gemacht werden müssen und führt zu einer allgemeinen Unzufriedenheit, da auch die Möglichkeiten der Einflussnahme auf die eigene Arbeit als zu gering empfunden werden.[160] Neben der Entfremdung wächst auch die Angst vor dem Verlust des Arbeitsplatzes.

Die oben genannte Untersuchung hat außerdem ergeben, dass das gegenseitige Verständnis der Berufsgruppen zu gering ist. Pflegekräfte wünschen sich mehr Respekt, eine bessere Organisation der Visiten und häufigere Anwesenheit auf den Stationen, während Ärzte sich über mangelnde Zuverlässigkeit bei Absprachen beschweren.[160]

---

158 Vgl. Bartholomeyczik, S., Reparaturbetrieb Krankenhaus, DRGs und ihre Auswirkungen aus Sicht der Pflege, in: Dr. med. Mabuse Nr. 166 März/April 2007.

159 Vgl. Güntert, B. J., Thiele, G., DRG nach der Konvergenzphase, Heidelberg 2008, S. 127f.

160 Vgl. Güntert, B. J., Thiele, G., DRG nach der Konvergenzphase, Heidelberg 2008, S. 130f.

4.5 Universitätskliniken

Die DRG-Einführung bedeutet für alle Krankenhäuser, dass gleiche Leistungen zu gleichen Preisen führen. Universitätskliniken heben sich in der Krankenhauslandschaft durch hohe Investitionskosten und Vorhalteleistungen hervor. Aufgrund dieser besonderen Kostenstruktur ergibt sich, dass besonders Bereiche der elektiven und hochstandardisierten Leistungsversorgung nicht mehr kostendeckend arbeiten können. Da auch die Möglichkeiten der Gegenfinanzierung aus Erlösen anderer Bereiche stark eingeschränkt sind, können diese Leistungen nicht mehr erbracht werden.[161] Das ist besonders für Universitätskliniken, die aufgrund eines vielseitigen Angebots in der Lehre das gesamte Leistungsspektrum anbieten müssen ein schwerwiegendes Problem. Zwar ist zu erwarten, dass zukünftig auch teurere Leistungen im Rahmen der Weiterentwicklung des Systems zu einer besseren Abbildung gelangen, allerdings bezieht sich das nur auf die Leistungen, die entsprechend oft erbracht werden.[162] Das bedeutet, dass es immer schwieriger wird innovative und besonders teure Verfahren zu etablieren und die Vorteile der medizinischen Forschung zu nutzen. Zwar ist eine Abrechnung über Neue Untersuchungs- und Behandlungsmethoden möglich, diese haben jedoch nur provisorischen Charakter.[163]

Ein weiteres Problem der Universitätskliniken stellen Extremkostenfälle dar. Die sogenannten Aufwärtsverlegungen[164] aus der Versorgungskette verursachen besonders hohe Kosten im Medikamenten-, Personal- und Gerätebereich. Obwohl sich die Abbildung intensivmedizinischer DRGs verbessert hat, führen diese Fälle regelmäßig zu hohen Unterdeckungen. Aus medizinischer Sicht ist die frühe Verlegung an Maximalversorger zwar sinnvoll, führt aber zu einer Kostenverlagerung in die Krankenhäuser der Hochleistungsmedizin.

Da Universitätskliniken am Ende der Versorgungskette stehen und genügend Kapazitäten für Notfälle vorhalten müssen, können sie zudem keine hohen Auslastungen erreichen. Die Vorhaltung von Notfallkapazitäten ist sehr kostenintensiv und wird aufgrund der wirtschaftlichen Anreize des Systems zunehmend abgebaut.[165]

---

[161] Vgl. Güntert, B. J., Thiele, G., DRG nach der Konvergenzphase, Heidelberg 2008, S. 127f.
[162] Vgl. Güntert, B. J., Thiele, G., DRG nach der Konvergenzphase, Heidelberg 2008, S. 129f.
[163] Vgl. Güntert, B. J., Thiele, G., DRG nach der Konvergenzphase, Heidelberg 2008, S. 130f.
[164] Verlegungen aus Krankenhäusern niedriger Versorgungsstufe zu den Maximalversorgern.
[165] Vgl. Güntert, B. J., Thiele, G., DRG nach der Konvergenzphase, Heidelberg 2008, S. 131.

Da Universitätskliniken sowohl Leistungen der Regelversorgung, als auch der Hochleistungsmedizin vorhalten, die üblicherweise in vielen Abteilungen untergebracht sind, entstehen für diese Einrichtungen hohe Transaktionskosten. Seit der Einführung des DRG-Systems versuchen Unikliniken den Kostendruck durch die Bildung von Zentren entgegenzuwirken, die zunächst hohe Investitionen voraussetzen.[166] Ob sich diese Maßnahmen in Zukunft bewähren bleibt abzuwarten, die Entwicklung zur Optimierung von Abläufen um Kosten einzusparen ist jedoch als positiv zu bewerten.

4.6 Krankenkassen

Auch Organe des Versicherungssystems sind von dem Systemwechsel durch den Bezug zum stationären Krankenhaussektor betroffen. Um den daraus resultierenden Anpassungsbedarf zu ermitteln, sind eingehende Analysen der Budgetveränderung von Nöten. Ziel ist es festzustellen, inwieweit das DRG-System die Kosten für einzelne Diagnosen beeinflusst, da Krankenkassen mit wenig chronisch und schwerkranken Patienten eventuell Kostensteigerungen zu erwarten haben und umgekehrt.[167] Um mit den Folgen umgehen zu können, mussten Krankenkassen sich bei Einführung der DRGs ein umfassendes DRG-Know-how aneignen. So wie das kassenseitige Verhandlungsmanagement, mussten auch viele bisher angewandte Steuerungsinstrumente grundlegend überarbeitet werden.
Durch die Zunahme neuer Verhandlungspartner aufgrund der Weiterentwicklung von Partnerschaften und Leistungsstrukturen und der damit verbundenen Verträge sind die Anforderungen an die Überprüfung der Erfüllung von Vertragsbedingungen gestiegen.[168] Um diesen Anforderungen gerecht zu werden, mussten neue Prüfregeln für die Kodierung und Rechnungslegung erstellt werden. Über die Neuausrichtung der Dokumentationskontrolle lassen sich anhand von Krankenhausbetriebsvergleichen Rückschlüsse auf die medizinische Qualität ziehen. Fallgruppenspezifische Auswertungen ermöglichen in diesem Zusammenhang die Identifikation von Auffälligkeiten, die dem Medizinischen Dienst der Krankenversicherungen (MDK) Anhaltspunkte für weiterführende Untersuchungen lie-

---

[166] Vgl. Güntert, B. J., Thiele, G., DRG nach der Konvergenzphase, Heidelberg 2008, S. 133.
[167] Vgl. Ahrens, U., Auswirkung der Einführung von Diagnosis Related Groups in Deutschland, 2005, S. 121.
[168] Vgl. Ahrens, U., Auswirkung der Einführung von Diagnosis Related Groups in Deutschland, 2005, S. 122f.

fern.[169]

Weiterhin bedeutete die DRG-Einführung für die Krankenkassen, dass eine Intensivierung des Fallmanagements gefragt war. Durch die Kategorisierung intersektoraler Leistungsverläufe, die Erweiterung von Einweisungsroutinen, sowie der Integrierten Versorgung und die Auswahl leistungsfähiger Krankenhäuser und Anschlussheilbehandlungen, wird das Ziel angestrebt Kosten zu reduzieren und die Qualität zu sichern um ein positives Patienten-Outcome zu erreichen.[170]

5 Fazit

Bereits 1986 wurde eine Vorstudie zu diagnosebezogenen Fallpauschalen durch die Wirtschaftsprüfungsgesellschaft Ernst & Whinney und der Gemeinnützigen Gesellschaft für angewandte wissenschaftliche Forschung GaW mbH durchgeführt, die aufgrund der zu erwartenden negativen Anreizwirkungen zu der Empfehlung gekommen ist DRGs nicht in Deutschland einzuführen.[171] Einige der schon damals befürchteten Effekte, wie eine Verweildauerkürzung und eine frühere Entlassungsplanung sind zwar eingetroffen, jedoch nicht unbedingt als negativ zu bewerten. Die begleitende Zunahme qualitätssichernder Maßnahmen und der medizinisch-technische Fortschritt sind Indizien dafür, dass die Sicherheit des Patienten gewährleistet und das Niveau der Behandlungsqualität angemessen ist. Die Befürchtungen, es könne zu Leistungsverlagerungen und Patientenselektionen kommen sind wie andere mögliche Folgen schwer als kausale Konsequenz des Systemwechsels nachzuweisen. Die letztendlich beobachteten Entwicklungen sind nicht ausschließlich darauf zurückzuführen; das DRG-System ist und bleibt „nur" ein Patientenklassifikationssystem.

Nicht von der Hand zu weisen ist, dass wirtschaftliche Aspekte durch das neue System an Bedeutung gewonnen haben und zu einem Strukturwandel im Gesundheitswesen geführt haben. Auch daraus resultierende Einsparungen im Personalbereich sind aufgrund des Kostendrucks kaum vermeidbar, aber auch nur bis zu einem gewissen Grad durchführbar.

---

[169] Vgl. Ahrens, U., Auswirkung der Einführung von Diagnosis Related Groups in Deutschland, 2005, S. 122f.

[170] Vgl. Ahrens, U., Auswirkung der Einführung von Diagnosis Related Groups in Deutschland, 2005, S. 120-123.

[171] Vgl. Mühlbauer, B. H., Geisen, R., Herausforderung DRG: Das Krankenhaus zwischen Qualitäts- und Kostenmanagement, Münster 2002, S. 26.

Insgesamt kann konstatiert werden, dass die Krankenhäuser auf den zunehmenden Wettbewerb erfolgreich reagieren. Die strukturellen Handlungsoptionen steigern langfristig die Effektivität und Effizienz. Der Vorteil des DRG-Systems liegt auch in der besseren Beurteilungsfähigkeit und Vergleichbarkeit von Krankenhäusern und deren Abteilungen. Analysen des Behandlungs- und Leistungserstellungsprozesses ermöglichen es, Wirtschaftlichkeit und Qualität der Leistungen miteinander zu kombinieren.

Die erhoffte Kostendämpfung dagegen konnte nicht realisiert werden: Nach Angaben des Statistischen Bundesamts steigen die Kosten für Gesundheit kontinuierlich an. Ursache dafür ist jedoch auch nicht direkt das Vergütungssystem, sondern die demographische Entwicklung. Da mit fortschreitendem Alter die Kosten pro Kopf überproportional zunehmen, ist diese Entwicklung nicht überraschend. Um die Gesundheitsversorgung unter diesen Umständen zukunftsfähig zu machen, ist eine Änderung wesentlicher Rahmenbedingungen notwendig. Mit mehr Transparenz, Wettbewerb, einer besseren Vernetzung und Patientenorientierung ist Deutschland mit DRGs, neuen Behandlungsformen, Integrierter Versorgung und medizinischen Versorgungszentren auf dem Weg zu einer besseren Versorgungsqualität.

Zusammenfassend ergibt sich, dass weder übertriebene Sorgen noch Hoffnungen im Zusammenhang mit dem Systemwechsel begründet sind und die gesundheitsökonomischen Probleme nicht allein durch diesen Schritt bewältigt werden können. Vielmehr sind neben der Hinterfragung der Träger- und Leistungsstrukturen politische Lösungen für die Finanzierung der Leistungen in Anbetracht der demographischen Entwicklung gefordert, die nicht nur das Versicherungssystem betreffen, sondern übergreifende Faktoren, die das Gesundheitswesen beeinflussen regulieren.

Literaturverzeichnis

Bücher:

Ahrens, U., Auswirkungen der Einführung von Diagnosis Related Groups in Deutschland, Regensburg, 2005

Arnold, M., Klauber, J., Schellschmidt, H., Krankenhaus-Report 2002, Stuttgart 2003

Bertelsmann, Universallexikon von A bis Z, Gütersloh 2004

Breyer, F., Zweifel, P., Gesundheitsökonomie, Berlin 1999

Buchholz, W., Krankenhäuser im Wettbewerb, Mannheim 1983

Daumann, F., Okruch, S., Wettbewerb und Gesundheitswesen, Konzeptionen und Felder ordnungsökonomischen Wissens, Budapest 2006

Fischer, W., Patientenklassifikationssysteme zur Bildung von Behandlungsfallgruppen im stationären Bereich: Prinzipien und Beispiele, Bern 1997

Freitag, P. M., Qualitätssicherung in der stationären Versorgung, Hamburg 2007

Grethler, A., Fachkunde für Kaufleute im Gesundheitswesen, Stuttgart 2006

Güntert, B. J., Thiele, G., DRG nach der Konvergenzphase, Heidelberg 2008

Kamiske, Gerd F., Brauer, Jörg-Peter, Qualitätsmanagement von A-Z, München, Wien 2006

Kölking, H., DRG und Strukturwandel in der Gesundheitswirtschaft, Stuttgart 2007

Loßin, A., Auswirkungen der Vergütungsform auf Kosten und Qualität der Krankenhausbehandlung, Berlin 2006

Lüngen, M., Möglichkeiten der ergebnisorientierten Vergütung stationärer Krankenhausleistungen in Deutschland, Köln 2001

Mühlbauer, B. H., Geisen, R., Herausforderung DRG: Das Krankenhaus zwischen Qualitäts- und Kostenmanagement, Münster 2002

Peters-Alt, J., DRGs aus Sicht der Pflege: Notwendigkeit und Grenzen eines Pflegefaktors, Stuttgart 2005

Siekerkötter, R., Fehn, T., Wirtschafts- und Sozialkunde für Kaufleute im Gesundheitswesen, Rinteln 2004

Zeitschriftenbeiträge:

Bartholomeyczik, S., Reparaturbetrieb Krankenhaus, DRGs und ihre Auswirkungen aus Sicht der Pflege, in: Dr. med. Mabuse Nr. 166 März/April 2007

Baller, S., Frühauf, G., Optimierung der DRG-Dokumentation und Kodierqualität, in: f&w 5/2005

Berg, S., Heinz, P., Pape, A., Scherzer, M., Wechsung, E., Der Jenaer DRG-Navigator, Übersichtliche Visualisierung komplexer DRG-Zusammenhänge, in: Das Krankenhaus 8/2008

Bunzemeier, H., Fiori, W., Hensen, P., Loskamp, N., Roeder, N., DRGs, Wettbewerb und Strategie, in: Das Krankenhaus 9/2004

Rechtsvorschriften:

Bundespflegesatzverordnung (BPflV), 2006

Krankenhausentgeltgesetz (KHEntgG), 2006

Krankenhausfinanzierungsgesetzt (KHG), 2006

Sozialgesetzbuch Fünftes Buch (SGB V), 2006

Vereinbarung zum Fallpauschalensystem für Krankenhäuser (FPV), 2006

Sonstige Veröffentlichungen:

Aldenhoff-Zöllner, 2007, UK S-H baut Patientenhotel am Campus Lübeck, URL: http://idw-online.de/pages/de/news196490 (Stand: 08.04.2009)

Deutsches Institut für Medizinische Dokumentation und Information, 2009, Klassifikationen, Nomenklaturen und Thesauri, URL: http://www.dimdi.de/static/de/klassi/basisinfo-klassi.pdf (Stand: 22.03.2009)

Deutsches Institut für Medizinische Dokumentation und Information, 2008, Operationen- und Prozedurenschlüssel (OPS) Amtliche Fassung Version 2009, URL: http://www.dimdi.de/static/de/klassi/prozeduren/ops301/opshtml2009/fr-ops.htm (Stand: 22.03.2009)

Institut für das Entgeltsystem im Krankenhaus GmbH (InEK), German Diagnosis Related Groups, Definitionshandbuch Kompaktversion, Version 2008, Siegburg 2007

Institut für das Entgeltsystem im Krankenhaus GmbH (InEK), G-DRG Hauptabteilungs-Report-Browser Version 2009, URL: http://www.g-drg.de/cms/index.php/inek_site_de/G-DRG-

System_2009/Abschlussbericht_zur_Weiterentwicklung_des_G-DRG-Systems_und_Report-Browser/Report-Browser_2007_2009 (Stand: 09.04.2009)

Kassenärztliche Bundesvereinigung, URL: http://www.kbv.de/koop/8777.html, http://www.kbv.de/koop/8791.html, http://www.kbv.de/koop/9173.html (Stand: 18.04.2009)

Statistisches Bundesamt, Grunddaten der Krankenhäuser 2007, Fachserie 12, Reihe 6.1.1, 2007

Statistisches Bundesamt Deutschland, Pressemitteilung Nr. 336 vom 27.08.2007, URL:http://www.destatis.de/jetspeed/portal/cms/Sites/destatis/Internet/DE/Presse/pm/2007/08/PD07__336__12621,templateId=renderPrint.psml (Stand: 18.04.2009)